Susanne Oswald

Nie wieder schlaflos

Susanne Oswald

Nie wieder schlaflos

DAS SCHLAFLERNBUCH FÜR ERWACHSENE

HERBiG

Für meine Mutter

*Die Ratschläge in diesem Buch sind von Autoren und Verlag sorgfältig geprüft,
dennoch kann keine Garantie übernommen werden. Jegliche Haftung der
Autoren bzw. des Verlages und seiner Beauftragten für Gesundheitsschäden
sowie Personen-, Sach- und Vermögensschäden ist ausgeschlossen.*

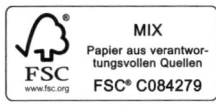

© 2014 F.A. Herbig Verlagsbuchhandlung GmbH, München
Alle Rechte vorbehalten
Umschlaggestaltung: Wolfgang Heinzel
Umschlagmotiv: plainpicture, Hamburg
Satz: VerlagsService Dietmar Schmitz GmbH, Heimstetten
Gesetzt aus: 11/15 pt Bliss
Druck und Binden: Finidr s.r.o.
Printed in the EU
ISBN 978-3-7766-2747-3

Auch als **book**

www.herbig-verlag.de

Inhalt

Schlafplan   149

Die Kraft der Natur   153

Vorwort

Schlafen Sie schon, oder grübeln Sie noch? Kennen Sie das? Sie gehen müde zu Bett, freuen sich, die Augen schließen zu dürfen und im Schlaf neue Kraft zu schöpfen. Aber kaum ist das Licht aus, fängt das Gedankenkarussell an, sich zu drehen. Unruhe steigt auf. Der Alltag hat uns alle fest im Griff – auch dann, wenn wir eigentlich schlafen wollen. Sorgen, ungelöste Probleme, körperliche Beschwerden ... Vielleicht haben Sie Schmerzen, kalte Füße oder Durst? An Schlaf ist auf jeden Fall nicht zu denken und der Ärger darüber verstärkt die Einschlafprobleme nur noch. Stoppen Sie diese negative Spirale. Auf den folgenden Seiten führe ich Sie Schritt für Schritt zu einem neuen Schlafbewusstsein.

Gründe für Schlafprobleme gibt es viele. Dabei ist guter Schlaf so enorm wichtig! Im Schlaf regeneriert sich der Körper, die Zellen werden erneuert, Geschehnisse des Tages werden aufgearbeitet und neue Kraft für die nächste Wachphase wird getankt. Gute Gründe also, um Schlaflosigkeit nicht einfach hinzunehmen.

Lernen Sie in diesem Buch auf leicht verständliche Art viele Möglichkeiten kennen, wie man zu einem gesunden Schlaf finden kann, mit Hilfestellungen für den Alltag und anschaulichen Fallbeispielen.

Außerdem bekommen Sie zahlreiche wirksame Ein- und Durchschlaftipps von A wie autogenes Training bis Z wie Zehenstretching an die Hand und einen Schlafplan, der Ihnen hilft, Ihren persönlichen Schlafrhythmus zu finden und zu trainieren.

Ich lade Sie ein ins Land der Träume und begleite Sie auf der Suche nach Ihrem ganz persönlichen Weg zum perfekten Schlummer.

Einen entspannten Schlaf wünscht Ihnen

Ihre
Susanne Oswald

Vom Schlafen und Träumen

Wie schlafe ich eigentlich?

Um Schlafproblemen auf den Grund gehen zu können, sollte man sich erst einmal über die eigenen Bedürfnisse im Klaren sein.

Der erste Schritt: zu wissen, was einen am Schlaf hindert.

Oft liegt die Ursache gar nicht so tief verborgen, aber durch eine gewisse Alltagsblindheit ist uns der Blick darauf versperrt.

Schlafen Sie gegen Ihren persönlichen Rhythmus? Vielleicht haben Sie die Möglichkeit, Ihren Tagesplan Ihren Schlafbedürfnissen anzupassen? Sind Sie ein Langschläfer? Vielleicht können Sie eine Stunde später zur Arbeit gehen? Oder als Frühaufsteher eine Stunde eher?

Auch die Dauer des benötigten Schlafs kann von Mensch zu Mensch sehr variieren. Während der eine nach 5 Stunden Schlaf putzmunter den Garten umgraben möchte, ist der andere vielleicht auch nach 7 Stunden noch müde.

Das Wissen um die eigenen Bedürfnisse hilft bei der Entwicklung der persönlichen Schlafstrategie.

Wichtig ist, dass Sie gelassen bleiben, denn das ist der erste Schritt zu einem gesunden Schlaf. Sie werden in aller Ruhe und mit viel Liebe den Weg zu Ihrem persönlichen Rhythmus finden.

Test: Welcher Schlaftyp sind Sie?

Egal, ob Nachteule oder früher Vogel, wichtig ist, dass Sie Ihrem persönlichen Bedürfnis entsprechend schlafen.
Bitte notieren Sie sich die Fragenummern und den Buchstaben Ihrer Antwort, die Auflösung finden Sie dann am Ende des Tests.

1. Wie gut können Sie einschlafen?
   a. Nach längerem Hin- und Herwälzen und/oder Grübeln.
   b. Innerhalb kürzester Zeit.
   c. Ich kann nur sehr schlecht einschlafen und wache immer wieder auf.

2. Gönnen Sie sich den Schlaf, den Sie brauchen?
   a. Ich schlafe wenig und kämpfe gegen die Müdigkeit an.
   b. Ich schlafe gern und viel. Oft auch länger, als nötig wäre. Mein Bett ist einfach zu kuschlig.
   c. Ich schlafe regelmäßig und ausreichend, um mich tagsüber fit zu fühlen.

3. Fällt Ihnen das Aufstehen leicht?
   a. Wenn ich aufwache, bin ich sofort fit und einsatzbereit und freue mich auf den Tag.
   b. Ich gönne mir eine langsame Anlaufphase, auch wenn das nicht unbedingt nötig wäre.
   c. Die erste Stunde mag ich nicht angesprochen werden. Ich brauche Zeit, um zu mir zu kommen und fit für den Tag zu werden.

4. Haben Sie ein Einschlafritual? Zum Beispiel im Bett lesen, eine Tasse Tee vor dem Schlafen trinken, noch etwas Musik hören oder Ähnliches?
   a. Ich habe kein Ritual.
   b. Ich habe einen festen Ablauf, und an den halte ich mich auch.
   c. Ich habe zwar ein Ritual, aber ich halte mich nicht immer daran.

5. Gehen Sie gerne schlafen? Freuen Sie sich auf Ihr Bett?
   a. Mir graut vor der Nacht, weil ich weiß, dass ich ohnehin nicht einschlafen kann.
   b. Da bin ich neutral, es gehört einfach dazu.
   c. Oh ja, nach einem Tag voller Leben ist es schön, abends müde und zufrieden zwischen die Laken zu schlüpfen und sich in Morpheus' Arme zu begeben. Das ist ein Geschenk.

6. Haben Sie regelmäßige Schlafzeiten?
   a. Ja.
   b. Nein.
   c. Überwiegend.

7. Brauchen Sie einen Wecker oder jemanden, der Sie weckt, um pünktlich aufzustehen?
   a. Ja.
   b. Nein.
   c. Zu bestimmten Anlässen.

8. Sind Sie konzentriert bei der Arbeit, oder werden Sie ohne ersichtlichen Grund schnell müde?
   a. Sehr konzentriert.
   b. Unkonzentriert und müde.
   c. Das kommt auf die Arbeit an, bei langweiligen Aufgaben werde ich oft müde.

9. Erinnern Sie sich an Ihre Träume?
   a. Oft und sehr lebhaft.
   b. So gut wie nie.
   c. Manchmal.

10. Gehen Sie gerne früh schlafen oder machen Sie auch schon mal die Nacht zum Tage?
    a. Ich liege immer spätestens um zehn im Bett.
    b. Hin und wieder wird es später, normalerweise aber ist meine Bettzeit spätestens um zehn.
    c. Vor Mitternacht gehe ich selten zu Bett.

Punkte:

1	a – 2	b – 1	c – 3
2	a – 3	b – 2	c – 1
3	a – 1	b – 2	c – 3
4	a – 3	b – 1	c – 2
5	a – 3	b – 2	c – 1
6	a – 1	b – 3	c – 2
7	a – 3	b – 1	c – 2
8	a – 1	b – 3	c – 2
9	a – 1	b – 3	c – 2
10	a – 1	b – 2	c – 3

Auswertung:

10 bis 16 Punkte:

Sie haben einen gesunden persönlichen Rhythmus. Egal, ob Sie ein früher Vogel sind und zeitig zu Bett gehen oder eine zufriedene Nachteule. Meist schlafen Sie gut und hören auf die Bedürfnisse Ihres Körpers. Sicher finden Sie in diesem Buch noch Anregungen, um Kleinigkeiten zu verändern und so Ihren Schlaf zu optimieren.

17 bis 28 Punkte:

Sie sind ein Mischtyp. Ob früher Vogel oder Nachteule, das wissen Sie selbst nicht so genau.

Sie haben richtig gute Nächte, aber dazwischen auch immer mal wieder deutliche Ein- oder Durchschlafprobleme. Sicher werden Sie mithilfe einiger Tipps Ihr Schlafverhalten verbessern können und mehr Kontinuität erreichen.

Ab 29 Punkten:

Sie sind ein früher Vogel, der zur unfreiwilligen Nachteule wurde, oder eine Nachteule, die den persönlichen Rhythmus verloren hat.

Ihre Nächte sind geprägt von Ein- oder Durchschlafschwierigkeiten. Guter Schlaf ist für Sie eine Seltenheit. Den ersten Schritt zu einem verbesserten Rhythmus haben Sie bereits getan, Sie beschäftigen sich mit dem Thema. Ganz bestimmt wird es Ihnen bald gelingen, öfter gut zu schlafen und die Freude und Energie nach einer entspannten Nacht wieder zu erleben.

Guter Schlaf – mehr Lebensqualität

Wer gut schläft, hat mehr vom Leben.

Schlaf ist wie die Mutter, die liebend und schützend die Arme um ihr Kind legt. Schmiegen Sie sich an seine Brust, lassen Sie sich tragen und spüren Sie die Geborgenheit, die ein entspannter Schlaf Ihnen gibt.

Es ist ein Geschenk, das Ihnen Nacht für Nacht gemacht wird. Nehmen Sie es mit Freude und Respekt an und halten Sie es in Ehren.

Schlafprobleme können sich auf alle Lebensbereiche auswirken und im schlimmsten Fall sogar krank machen. Die Folge können eine steigende Fehlerquote bei den täglichen Aufgaben, Konzentrationsprobleme oder vermehrte Fehltage im Beruf sein. Das sind alles Dinge, die eine zusätzliche Belastung darstellen, die sich dann wieder negativ beim Schlaf niederschlägt.

Ausgeschlafen den Alltag zu meistern bedeutet, sich fitter zu fühlen, konzentrierter arbeiten zu können, mehr Lust an Aktivität zu haben und das Leben leichter in seiner gesamten Bandbreite genießen zu können. Lebenslust ist etwas für Ausgeschlafene!

Guter Schlaf ist die Basis für ein glückliches, gesundes Leben. Äußerlich macht sich die Schlafqualität auch bemerkbar. Sie sehen frischer und gesünder aus, wenn Sie ausreichend erholsamen Schlaf bekommen. Schlaflose Nächte hingegen sorgen für schlaffe Haut, Augenringe und wenig Ausstrahlung.

Doch was bedeutet eigentlich guter Schlaf?

Lassen Sie uns der Sache auf den Grund gehen.

Ein Fall aus der Praxis

Eine 45-jährige Patientin kam zu mir in die Praxis, weil sie unter depressiven Verstimmungen litt. In den letzten Monaten war sie immer lustloser geworden, hatte ihre Freunde und auch ihre Familie vernachlässigt und deshalb ein schlechtes Gewissen. Aber sie konnte einfach nicht anders, sie fühlte sich kraftlos. Schulmedizinisch hatte sie sich durchchecken lassen – alles ohne Befund.

Im Erstgespräch kamen wir ganz automatisch auf das Thema Schlaf. Sie winkte ab und sagte: »Ich kann wählen zwischen Rückenschmerzen vom Sofa oder lautstarkem Schnarchen von meinem Mann, das mir den Schlaf raubt.« Dann erzählte sie mir, dass ihr Mann früher nie so stark geschnarcht hatte, erst seit einigen Monaten war das Schnarchen extrem. Damit hatten wir auch schon den Kern des Problems. Getrennte Schlafzimmer wollte die Frau auf keinen Fall. Also riet ich ihr einerseits, ihren Mann zum Arzt zu schicken, um die Ursache des Schnarchens abzuklären. Mit der Frau arbeitete ich an Entspannungsmethoden, sie lernte über autogenes Training die Schnarchgeräusche als positiven Verstärker zu nutzen und ihre eigene Lebensfreude wieder zu aktivieren. Das klappte natürlich nicht auf Anhieb, aber sie konnte gelassener mit der Situation umgehen, was bereits eine Erleichterung darstellte. Nach etwa einem halben Jahr bekam der Ehemann eine Schnarchschiene. Seit beide Ehepartner wieder gut und ausreichend schlafen können, ist neuer Schwung in ihr Leben gekehrt. In der Ehe, die zu Beginn der Behandlung nach dem Gefühl der Patientin auf der Kippe stand, herrscht wieder Liebe und Aufmerksamkeit.

Die Schlummerphasen

Unser ganzes Leben und so auch der Schlaf unterliegen gewissen Zyklen.

Grob betrachtet kann man den Schlaf in vier Phasen einteilen: Einschlafen, Schlafen, Träumen, Aufwachen.

Medizinisch unterteilt man den Schlaf in fünf Phasen.

In den für einen erwachsenen Menschen üblichen 6 bis 8 Stunden Schlaf durchläuft er diese Schlafzyklen etwa vier Mal.

Einschlafen

Mit geschlossenen Augen lässt man den Alltag Stück für Stück los, man beginnt zu entspannen. Die Wahrnehmung der Außenwelt nimmt ab. Ganz langsam legt sich der Schlaf wie ein Schleier über unser Bewusstsein.

In diesem Zustand ist man noch sehr leicht weckbar und auch bei kleinen Reizen beinahe unmittelbar wieder im Wachzustand.

Das Einschlafen geschieht bei den meisten Menschen innerhalb weniger Minuten. Gleichzeitig ist es aber die Phase, in der sehr häufig Störungen auftreten. Alltagsprobleme bekommen in dieser Zeit eine eigene Dynamik und übernehmen oft das Kommando.

Zum Glück kann man daran sehr gut arbeiten und mit etwas Übung und Geduld die Machtverhältnisse wieder zurechtrücken, die Alltagsprobleme an ihren Platz verweisen.

Das Einschlafen endet mit dem ersten leichten Schlaf. Mit einem nur Sekunden dauernden Übergang gleiten wir in den Leichtschlaf hinein und befinden uns nun in der ersten Non-REM-Phase. Wir lassen das Bewusstsein vollständig los. In dieser Zeit tritt

häufig das Gefühl des Fallens auf, oder es kommt zu Muskel-
zuckungen.

Der Schlaf vertieft sich immer weiter, die zweite Non-REM-Phase
beginnt und geht in die dritte über.

Tiefschlaf

Das ist die vierte Non-REM-Phase. Es ist **Letztlich zählt, dass Sie sich**
die Zeit der körperlichen Regeneration. Im **in jeder Schlafphase gut und**
Tiefschlaf verlangsamen sich Puls und **entspannt fühlen.**
Atmung. Die Augen bewegen sich kaum. Der Körper ist sehr entspannt, die Muskeln sind erschlafft. Wenn wir jetzt geweckt werden, fällt es uns sehr schwer, an die Oberfläche des Bewusstseins
zu kommen. Das Wiedereinschlafen dagegen fällt sehr leicht und
oft erinnern sich Menschen gar nicht daran, geweckt worden zu
sein.

Aus meinen Leben

Mein zehnter Geburtstag wird mir immer in Erinnerung
bleiben, denn meine beiden älteren Schwestern hatten ihn
– meiner Einschätzung nach – einfach ignoriert. Zuerst war ich
verwundert. Dann enttäuscht und verletzt. Wieso gratulierten
mir meine Schwestern nicht?

Irgendwann merkte meine Mutter, dass etwas nicht stimmte,
und hakte nach. Natürlich wurden die Schwestern gerufen und
befragt. Die beiden waren vollkommen überrascht. Sie hatten
mich in der Nacht geweckt und mir als Erste viel Glück für das
kommende Lebensjahr gewünscht. Ich hatte mich mit ihnen
unterhalten und war danach direkt wieder eingeschlafen. Ich

konnte mich an nichts erinnern – sie hatten mich wohl aus einer Tiefschlafphase gerissen. Ich weiß noch, dass ich sehr erleichtert war, denn die vermeintliche Gleichgültigkeit meiner Schwestern hatte mich sehr getroffen. Der Geburtstag war gerettet.

Traumzeit

Auch wenn wir in jeder Schlafphase träumen, gibt es doch eine Haupttraumzeit, aus der wir oft auch die Erinnerung an den Traum mit in das Bewusstsein nehmen. Das ist die Zeit der REM-Phase. Es gibt viele schnelle Augenbewegungen. Puls und Atmung sind erhöht. Der Muskeltonus ist aber gleichzeitig noch weiter herabgesetzt als in der Tiefschlafphase. Es ist die Zeit der Träume.

Träume können Lösungen präsentieren, die wir bereits in uns tragen. Obwohl wir in dieser Phase tief schlafen, ist der Zustand physiologisch betrachtet dem Wachzustand sehr ähnlich.

Wer es beherrscht, kann jetzt die Schranken zwischen Schlaf und Nichtschlaf überwinden und luzid träumen – das heißt, man träumt und weiß gleichzeitig aber, dass es sich um einen Traum handelt. Der Schlafende kann den Traum steuern, neue Erkenntnisse erlangen oder an seiner Persönlichkeit arbeiten.

Aufwachen

Unser Bewusstsein übernimmt wieder die Führung. Wir nehmen unsere Umgebung wieder wahr und streifen den Schleier des Schlafs ab.

Nach einem guten Schlaf fühlen wir uns ausgeruht und bereit, die nächste Wachphase in Angriff zu nehmen. Das ist das Ziel. Und mit etwas Übung, Geduld und Liebe ist das auch für Sie zu schaffen.

Der Schlafzyklus

1. Phase – Einschlafen, Non-REM-Phase Stadium 1 und 2
2. Phase – Tiefschlaf, Non-REM-Phase Stadium 3 und 4
3. Phase – Traumzeit, REM-Phase
4. Phase – Aufwachen

REM-Phasen und Non-REM-Phasen

So wird der Schlaf medizinisch unterteilt.
Grundsätzlich unterscheidet man REM- und Non-REM-Phasen.
In der REM-Phase (Rapid Eye Movement) bewegen sich die Augen
sehr schnell hin und her. In dieser Phase träumen wir – auch wenn
wir uns im Wachzustand nicht immer daran erinnern.
Der Tiefschlaf, der uns die notwendige Erholung bringt, gehört zur
Non-REM-Phase. In der Non-REM-Phase gibt es kaum Augen-
bewegung. Diese Non-REM-Phase lässt sich in vier Stadien unter-
teilen. Die fünfte Phase ist die REM-Phase.
Dank moderner Schlafforschung wissen wir inzwischen viel über
wichtige Abläufe, die während des Schlafs stattfinden. Glaubte
man früher, Schlaf sei Schlaf, wissen wir heute, dass Schlaf viel
mehr ist und in dieser Zeit wichtige Prozesse für Körper, Geist
und Seele ablaufen.
Die Einteilung der Schlafphasen ist sehr hilfreich bei der Behandlung auftretender Probleme. Durch Messungen und Beobach-
tungen lassen sich Störungen immer besser ermitteln und
einordnen.

Non-REM Stadium 1

Dieses Stadium ist das zur Einschlafphase gehörende Hinübergleiten in den Leichtschlaf. Das ist der Startpunkt des sich mehrfach in einer Nacht wiederholenden Schlafzyklus.
Die Augen bewegen sich in diesem Stadium langsam und ziellos.

Non-REM Stadium 2

Der Schlaf hat sich vertieft. In dieser Phase kommt es oft zu realitätsbezogenen Träumen, Alltagsprobleme drängen an die Oberfläche.
Die Augenbewegungen sind minimal, der Muskeltonus ist weiter herabgesetzt.

Non-REM Stadium 3

Das ist die Phase kurz vor dem richtigen Tiefschlaf – ein leichter Tiefschlaf. Der Schlaf wird immer stabiler. Es ist die Steigerung der Phasen 1 und 2.

Non-REM Stadium 4

Damit ist die Tiefschlafphase erreicht. Jetzt erholen sich Körper, Geist und Seele. Wir tanken frische Kraft, die Zellen regenerieren sich.

Die Hirnwellen in den einzelnen Schlafphasen
Einschlafphase

Die Beta-Wellen des Wachzustands gehen langsam in Alpha-Wellen (8 bis 12 Hz) über.

1. Non-REM-Stadium

Die Hirnströme haben eine Frequenz von 4 bis 8 Hz.

2. Non-REM-Stadium

Die Frequenz der Hirnströme ist wieder etwas gestiegen, sie liegt zwischen 8 bis 15 Hz.

3. Non-REM-Stadium

Hier liegt die Frequenz der Hirnströme nur noch bei 2 bis 4 Hz.

4. Non-REM-Stadium

Das ist die Tiefschlafphase, auch Delta-Phase genannt. Die Frequenz der Hirnströme liegt bei gerade mal 0,5 bis 2 Hz.

REM-Phase

Die Hirnströme haben eine Frequenz von 4 bis 8 Hz.

Wie viel Schlaf ist gesund?

Selbstverständlich gibt es Richtwerte, die uns einen Anhaltspunkt geben, um die eigene Schlafzeit einzuordnen und uns ein Gefühl zu vermitteln, ob unser Schlaf-Wach-Rhythmus in einem gesunden Rahmen liegt. Aber grundsätzlich sollte man immer bedenken, dass jeder Mensch ein Individuum ist. Deshalb sind diese Richtwerte eben auch wirklich nur Richtwerte und keine unumstößlichen Normen. Das Schlafbedürfnis liegt bei einem Erwachsenen durchschnittlich zwischen 6 bis 10 Stunden. Mit steigendem

Alter nimmt die Dauer des benötigten Schlafs zwar gefühlt ab, doch belegt ist das nicht, zumal ältere Menschen sich oft zwischendurch Zeit für ein kurzes Nickerchen nehmen können, was natürlich die benötigte Nachtschlafzeit reduziert. Auch die Schlafqualität ändert sich mit zunehmendem Alter, der Schlaf wird leichter, wodurch das Gefühl entstehen kann, dass man weniger schläft.

Generell gibt es Menschen, die über oder unter dem Durchschnittsbedarf liegen und sich damit dennoch wunderbar fühlen. Auch kann das Schlafbedürfnis je nach Lebensphase schwanken. In einer aktiven, glücklichen und rauschenden Zeit kommen wir oft mit weniger Schlaf sehr gut zurecht. Bei starker körperlicher, geistiger oder seelischer Belastung braucht der Körper dagegen oft mehr Schlaf als üblich, um regenerieren zu können.

Wir müssen lernen, die Signale des Körpers richtig zu deuten. Wichtig ist, ein gutes Eigengefühl zu entwickeln und auf die Signale des Körpers zu hören. Der sagt uns meist sehr genau, was er braucht oder eben auch nicht. Oft sind wir Meister des Weghörens, wenn es um unsere eigenen Bedürfnisse geht – doch daran kann man arbeiten. Wir können lernen, uns selbst wieder ernster zu nehmen, und dadurch gesünder leben und schlafen.

Ein Fall aus der Praxis

Ein Patient kam mit Konzentrationsstörungen und Leistungsschwäche in meine Praxis. Der Mann war Mitte 40 und lebte ein klar strukturiertes Leben. Sein Alltag war durchgeplant und er hatte klare Vorstellungen von seinen täglichen Zielen. Im Gespräch kamen wir auch auf das Thema Schlaf. Der Patient

winkte sofort ab. Das sei kein Thema. Er achte auf regel-
mäßigen Schlaf und darauf, dass er seine 7 Stunden Schlaf
bekomme, also genau seinem altersgemäßen Schlafbedarf
angemessen.

Bei genauerem Nachfragen und nach anfänglichem Widerstand
stellte sich heraus, dass er eigentlich immer das Gefühl hatte,
gerne noch eine halbe Stunde länger schlafen zu wollen. Aber
das kam für ihn nicht infrage, er sei ja schließlich kein Faulpelz.
Der Herr war keine leichte Nuss. Es brauchte mehrere
Gesprächstermine, um ihn zu überzeugen. Mit dem Wissen um
die individuellen Unterschiede konnte er sich schließlich den
»Luxus« gönnen und schlief auf mein Anraten hin 8 statt
7 Stunden. Tatsächlich tat es ihm gut. Er fühlte sich fitter und
holte diese »verschenkte« Stunde durch eine insgesamt
höhere Leistungsfähigkeit locker wieder auf.

Träume als Erinnerungsreisen

Träume sind Schäume, glauben Sie? Einfach nur eine – manchmal
nette, manchmal aufregende – Zugabe zum Schlaf? Weit gefehlt.
Träume sind viel mehr. Sie sind Schlüssel. Sie bieten uns Einblicke
in uns selbst und Möglichkeiten, Zusammenhänge zu verstehen,
Alltagsknoten zu lösen und Dinge zu beleuchten, die wir bei kla-
rem Bewusstsein nicht erfassen können.

Natürlich gibt es Träume, die wir nicht einordnen können, die uns
nichts sagen oder besser, deren Botschaften wir nicht begreifen.
Und die Mehrheit der Träume verschwindet wieder in unserem

Unterbewusstsein, ohne dass wir uns überhaupt an sie erinnern können, sie dringen nicht bis in unser Bewusstsein vor. Aber auch ohne dass wir es zur Kenntnis nehmen, werden in Träumen Situationen aufge- und verarbeitet, was sich positiv auf unser seelisches Gleichgewicht auswirkt.

Die Träume, die es in unser Bewusstsein schaffen, sind eine sehr gute Möglichkeit, um damit Persönlichkeitsarbeit zu betreiben. Wir können über Situationen und Bilder, die im Traum auftauchen, Rückschlüsse auf uns selbst ziehen. Wie geht es uns, was beschäftigt uns – oft ohne, dass wir uns darüber im Klaren sind. Verdeckte Ängste, Zweifel, Hoffnungen oder Sehnsüchte finden im Traum eine Möglichkeit, sich zu präsentieren. Wenn wir nun die Traumerinnerung in unser Bewusstsein transportieren, können wir Einblicke in unser Innerstes erlangen, die uns ansonsten verschlossen geblieben wären.

Ein Ansatz hierzu ist die Traumdeutung über Symbole. Aber auch die Analyse von Traumsituationen kann hierbei hilfreich sein. Eventuell mit Unterstützung eines Therapeuten. Voraussetzung für diese Art der Traumarbeit ist die Erinnerung.

Die Traumerinnerung zu lernen ist gar nicht so schwer. Ein bisschen Übung und guter Wille, dann steht Ihnen dieser spannende Weg der Persönlichkeitsarbeit sehr bald offen. Lassen Sie sich auf das Abenteuer Traum ein. Sie werden sicher überrascht sein.

Die Traumerinnerung trainieren

Legen Sie Zettel und Stift neben das Bett. Wann immer Sie aufwachen, bleiben Sie einen Moment mit geschlossenen Augen liegen und versuchen Sie, die Erinnerung an den Traum zu fassen. Anfangs wird es Ihnen vielleicht schwerfallen. Aber je öfter Sie diese Übung durchführen, desto lebendiger wird Ihre Traumerinnerung werden. Nach einiger Zeit wird es Ihnen leichtfallen, sich an ganze Traumfilme zu erinnern, die Traumsequenzen mit ins Bewusstsein zu nehmen.

Alternativ können Sie statt einzelner Zettel auch ein Notizbuch verwenden und so Ihr persönliches Traumtagebuch führen, in dem Sie immer sofort nach dem Wachwerden alles notieren, was Ihnen zu Ihren Träumen einfällt. Es kommt dabei nicht auf Vollständigkeit an. Schreiben Sie immer auch das Datum dazu, eventuell auch Ihre Stimmung und Stichpunkte zur allgemeinen Situation.

So können Sie die Träume beim späteren Durchlesen besser zuordnen. Das kann hilfreich sein, um aussagekräftige Rückschlüsse zu ziehen.

Je regelmäßiger und konsequenter Sie das Traumerinnern trainieren, desto leichter wird es Ihnen fallen. Ihre Erinnerungen **Die eigenen Träume zu verfolgen kann eine sehr bereichernde Erfahrung sein.** werden mit der Zeit immer vielfältiger und detaillierter werden. Das ist die Basis für die weitere Traumarbeit.

Traumbitten

Als Vorstufe zum luziden Träumen gibt es die Möglichkeit, vor dem Einschlafen um Zeichen und Hinweise im Traum zu bitten. Hierzu konzentriert man sich direkt vor dem Einschlafen auf das Thema, zu dem man gerne mehr Informationen hätte. Ob es um die Lösung eines Problems geht, um Hilfestellung bei einer Entscheidungsfindung oder um was auch immer, ist völlig egal. Wichtig ist, dass Sie das Thema verinnerlichen, dass Sie Ihre gesamte Konzentration genau auf diese von Ihnen gewählte Frage richten.

Träume können sehr überraschende Dinge zutage fördern. Auch diese Art, mit Träumen zu arbeiten, braucht Geduld und Übung. Selten klappt so etwas beim ersten Versuch. Ihr Unterbewusstsein spielt nach eigenen Regeln. Bleiben Sie gelassen und halten Sie Abend für Abend an Ihrem Thema und Ihrer Frage fest, bis es dann so weit ist und Sie genau hierzu träumen.

Jetzt können Sie den Traum deuten, eventuell Symbole erkennen oder über die Handlung und Ihre Gefühle dazu die Lösung finden. Vielleicht funktioniert das bei Ihnen so gut, dass Sie Lust bekommen, den nächsten Schritt zu wagen und das Klarträumen zu trainieren.

Klarträume

Nach der einfachen Traumerinnerung und der etwas weiter gehenden Traumbitte kommen wir jetzt zu der Möglichkeit der Klarträume, auch luzides Träumen genannt. Alle drei Varianten haben das Ziel der Persönlichkeitsarbeit gemeinsam.

Luzides Träumen kann man üben. Der erste Schritt hierzu ist eine gute und lebhafte Traumerinnerung. Falls Sie das noch nicht beherrschen, beginnen Sie bitte hierzu mit dem Training. Dann können Sie den nächsten Schritt tun.

Konzentrieren Sie sich vor dem Schlafen immer darauf, den Traum hellwach miterleben zu wollen.

Beim Klarträumen werden Sie selbst aktiv. Das ist der wichtigste Unterschied zur Traumerinnerung, bei der Sie nur Zuschauer sind und das annehmen, was Ihr Unterbewusstsein Ihnen präsentiert, ohne eingreifen zu können.

Mit der Technik des luziden Träumens kann man lernen, bewusst zu träumen, und Einfluss auf die Traumhandlungen nehmen. Die Grenzen zwischen Wachen und Schlafen verschwimmen, die Schlafenden träumen und sind sich dessen im gleichen Moment bewusst. Durch dieses Wissen sind Sie in der Lage, Ihr eigenes Verhalten im Traum zu steuern. Sie sind Zuschauer und Akteur in einem.

Beim luziden Träumen können wir alle Grenzen sprengen.

Wenn man es erst einmal beherrscht, ist luzides Träumen toll. Es eröffnet unglaublich viele Möglichkeiten, die alltäglichen Grenzen zu überwinden.

Ob man sich wirklich in einem Traum befindet oder nicht, kann man über Tests herausfinden.

Wirklichkeitstests im Klartraum

Stellen Sie sich vor, Sie breiten die Arme aus und fliegen. Jetzt. Klappt es? Können Sie die Schwerkraft besiegen und abheben? Nein? Okay, das ist ein Indiz. Höchstwahrscheinlich träumen Sie jetzt gerade nicht. Wenn es aber klappt, ist das ein sicherer Hinweis auf ein Traumgeschehen.

Ob Sie die Flugvorstellung als Test wählen oder sich selbst ein Bild, eine Situation aussuchen, die in der Realität unmöglich zu lösen wäre, bleibt Ihnen überlassen. Je wirklichkeitsfremder Ihre Vorstellung ist, desto deutlicher können Sie einschätzen: Traum oder Nichttraum. Im Traum sind Ihnen keine Grenzen gesetzt.

Doch Achtung: Auch im Traum können Sie Sinneswahrnehmungen haben. Sie können auf körperliche Reize reagieren und zum Beispiel schmerzempfindlich sein. Deshalb sind Tests nach dem Motto »Kneif mich mal« nicht als Wirklichkeitstest geeignet.

Über die ständige Wiederholung der Wirklichkeitstests schaffen wir einen Automatismus.

Bauen Sie Ihre Wirklichkeitstests in Ihren Alltag ein. Sie müssen so sehr zur Routine werden, dass Sie gar nicht mehr darüber nachdenken müssen. Sie testen einfach. So erreichen Sie, dass Ihr Unterbewusstsein irgendwann auch im Traum testet. Mit dem Unterschied, dass er dann plötzlich funktioniert. Jetzt wissen Sie: Ich bin in einem Klartraum.

Das Unterbewusstsein dahin zu bringen, dass es die Tests auch während der Traumphase durchführt, ist nicht ganz einfach. Aber es lohnt sich, denn genau das ist der Knackpunkt. Wenn Sie das geschafft haben, steht Ihren luziden Träumen nichts mehr im Weg.

Ein Fall aus der Praxis

Eine meiner Patientinnen liebte es, luzid zu träumen. Das hatte ich im Laufe der Behandlungen erfahren. Nun kam sie mit dem Anliegen zu mir, ihr bei der Überwindung ihrer Höhenangst zu helfen. Sie dachte an eine Hypnosetherapie, was durchaus ein guter Ansatz gewesen wäre. Leider stand ich kurz vor einer Reise und hätte ihr erst in einigen Wochen einen Termin anbieten können. Sie – frisch verliebt in einen begeisterten Kletterer – wollte aber möglichst schnell die Angst loswerden. Da ich von ihrer Fähigkeit wusste, schlug ich ihr vor, es mit luziden Träumen zu versuchen. Sie sollte im Traum ausprobieren, ob die Angst da war, und diese dann überwinden. Das Wissen, dass es sich um einen Traum handelte, würde ihr dabei helfen.

Nach mehreren Anläufen, in denen sie den Traum unterbrechen musste, weil sie vor Panik nicht mehr atmen konnte, schaffte sie es tatsächlich. Und nach mehreren panikfreien Traum-Klettertouren konnte sie diese Stärke auf ihr Leben übertragen und die Höhenangst überwinden.

Binsenweisheiten rund um den Schlaf

Der Schlaf vor Mitternacht ist der gesündeste.

Das stimmt so nicht. Es hängt von Ihrem persönlichen Rhythmus ab. Keine Angst: Wenn Sie eine Nachteule sind, müssen Sie sich nicht ins Bett zwingen.

Gesund sind ein ausgewogener Rhythmus und ausreichend Tiefschlafphasen. Wann Sie diese Phasen durchlaufen, ist zweitrangig.

Mit zunehmendem Alter braucht man weniger Schlaf.

Diese Aussage hält sich zäh. Tatsächlich ist es so, dass ältere Menschen nachts oft kürzer schlafen, doch dabei muss man bedenken, dass sich im Alter oft tagsüber Nickerchen einschleichen und es vermehrt über den ganzen Tag hinweg Ruhephasen gibt.

Wenn man nicht durchschläft, ist das ungesund.

Ein klares Nein. Kein Mensch schläft durch. Es ist vollkommen normal, zwischendurch aufzuwachen. Schläfer, die einen guten und gesunden Schlaf haben, können bis zu 28 Mal pro Nacht aufwachen. Oft wird das Wachwerden gar nicht bemerkt, man gleitet direkt in die nächste Schlafphase hinein.

Man muss mindestens 8 Stunden schlafen.
Die 8 Stunden halten sich hartnäckig, aber es stimmt nicht. Der Durchschnittsbedarf liegt zwischen 6 bis 10 Stunden. Abweichungen können sogar über oder unter diesen Werten liegen und dennoch gesund sein. Wie lange man schlafen muss, um ausreichend erholt zu sein, ist sehr individuell.

Nicht jeder Mensch träumt.
Doch. Träume gehören ganz selbstverständlich zum Schlaf dazu. Doch nicht jeder Mensch kann sich an seine Träume erinnern.

Der Schnarcher muss sich nur zur Seite drehen, dann ist Ruhe.
Leider nein. Es wird vielleicht etwas leiser, aber eine Garantie auf eine schnarchlose Zeit ist das Drehen nicht.

Schlummern wie auf Wolke sieben

So betten Sie sich richtig

Manche Menschen können einfach immer und überall schlafen. Da ist es egal, ob der Boden hart, der Zugsitz unbequem oder der Nachbar im Flugzeug laut ist. Der Glückspilz in Sachen Schlaf schließt die Augen und schlummert selig.

Doch für die Mehrheit von uns sieht die Sache anders aus. Wir brauchen unser bequemes Bett, unser Kissen, eine Portion Ruhe oder auch spezielle Rituale, um dem Körper zu signalisieren: Jetzt ist Schlafenszeit.

Vorübergehend mit nicht idealen Schlafbedingungen umzugehen ist sicher kein großes Problem. Wenn wir irgendwo zu Besuch sind, können wir ohne nachhaltige Folgen ein paar Nächte mit schlechterem Schlaf kompensieren. Aber zu Hause sollten keine Zugeständnisse an den Schlafkomfort gemacht werden.

Die perfekte Entspannung: in die auf den persönlichen Bedarf abgestimmten Federn zu sinken.

Je besser wir uns betten, desto besser schlafen wir. Doch was ist eigentlich gut und was weniger empfehlenswert? Die Flut der Angebote von Betten, Matratzen, Decken, Kissen und Bezügen ist erdrückend.

Testberichte zum Beispiel von ÖKO-Test oder Stiftung Warentest können als Entscheidungshilfe dienen. Aber noch wichtiger ist immer die persönliche Vorliebe. Sie verbringen viele Stunden Ihres Lebens im Bett und dementsprechend sollten Sie sich genau die Ausstattung aussuchen, mit der Sie sich absolut wohlfühlen.

Lassen Sie uns etwas Struktur in das Chaos der Angebote bringen, damit auch Sie bald Ihre persönliche Wolke sieben genießen können.

Bettgestell

Vollholz, Spanplatten, Rattan, Polster oder Metall? Doppelbett mit einer Matratze oder zweien? Wasserbett? Breit oder schmal? Einfach oder kunstvoll verziert? Vielleicht ein Himmelbett? Schon beim Gestell ist die Auswahl enorm.

In erster Linie müssen Sie sich wohlfühlen. Das Bett soll Ihnen einen Ort der Entspannung bieten. Einige Faktoren beim Bettgestell sind lediglich eine Geschmacksfrage. Doch nicht alle. Es gibt ein paar Eckdaten, die bei der Auswahl helfen können.

Länge
Körpergröße plus etwa 20 bis 30 Zentimeter.
Standardbetten haben meist 2 Meter.

Breite
Ein Einzelbett sollte mindestens 1 Meter breit sein.
Bei Doppelbetten rechnet man als Minimum 90 Zentimeter pro Person.

Höhe

Die Standardhöhe liegt meist bei 45 Zentimetern.

Für Rückengeplagte oder Menschen, die aus anderen Gründen nicht mehr so leicht hochkommen, sind etwas höhere Betten mit 50 oder 55 Zentimetern bequemer.

Material

Achten Sie auf geprüfte Qualität und zertifizierte Schadstofffreiheit.

Leime und Farben können Schadstoffe absondern, fragen Sie bei Ihrem Händler nach.

Bei Polsterbetten ist es wichtig, dass die Polster luftdurchlässig sind und abnehmbar, damit sie zwischendurch gewaschen werden können. Gefärbte Stoffe enthalten oft Schadstoffe, die dann im Schlafzimmer ausdünsten.

Unter den Polstern findet man meist Spanplatten, die wiederum geleimt sind.

Geölte Massivholzbetten sind fast immer problemlos, aber auch hier lohnt sich natürlich ein Blick auf die Qualität und Herkunft des Holzes.

Verarbeitung

Hier lohnt es sich, genau hinzusehen. Schlechte Verarbeitung ist nicht nur ärgerlich, sie kann auch Ihren Schlaf rauben.

Es lohnt sich, bei der Wahl des Betts auf geprüfte Qualität zu setzen.

Wenn das Bett bei jeder Bewegung knarzt, ächzt und stöhnt, ist es mit der entspannten Nachtruhe schnell vorbei.

Aber nicht nur das Gestell sollte gut verarbeitet sein, sondern auch die Auflagefläche für den Rost braucht Stabilität. Besser als einzelne Auflagepunkte sind durchgehende Auflageflächen.

Lattenrost

Ist die Wahl für das Bettgestell getroffen, wird es spannend. Früher gab es einen einfachen und vielleicht einen flexiblen Lattenrost mit höhenverstellbarem Kopfteil. Das war es.

Heute herrscht Vielfalt in den Betten. Der Lattenrost hat Konkurrenz bekommen. Oft kauft man nicht mehr Lattenrost plus irgendeine gute Matratze, sondern genau aufeinander abgestimmte Unterfederungen und Matratzen – sogenannte Bettensysteme.

Einfacher Federholzrahmen

Das ist ein einfacher Lattenrost, wie man ihn schon seit vielen Jahrzehnten kennt. Die einzelnen Latten sind in Schichten verleimt und durch die Art der Verarbeitung elastisch.

Der Abstand der Latten hängt von der Matratze ab, die darauf liegen soll. Matratzen aus Latex oder Kaltschaum brauchen etwas geringere Abstände, hier haben sich vier Zentimeter bewährt, für Federkernmatratzen darf der Abstand etwas breiter gewählt werden, sollte aber nicht über fünf Zentimeter hinausgehen.

Wichtig ist, dass die Elastizität der Latten individuell angepasst werden kann.

Dieser Rost geht nicht auf spezielle Bedürfnisse ein, aber ein gesunder Mensch ohne Rückenprobleme kann damit durchaus gut zurechtkommen.

Mehrzonenlattenrost

Bei diesem Rost lässt sich die Härte nicht nur – wie beim einfachen Lattenrost – einheitlich verstellen, sondern kann zonengenau angepasst werden. Im Schulter- und Hüftbereich ist der Rost etwas weicher. Dadurch wird erreicht, dass die Wirbelsäule in Rücken- wie auch in Seitenlage gerade bleibt. Der Schläfer hat mehr Liegekomfort.

Flexibel verstellbare Lattenroste

Bei dieser Rostvariante lassen sich Kopf- und Fußteil verstellen und der Liegesituation anpassen. So kann man bequem im Bett lesen oder als Rückenschläfer die Beine ein bisschen hochlagern und dadurch entlasten.

Es gibt manuell verstellbare Roste. Das bedeutet aber, Sie müssen für jede Verstellung das Bett verlassen. Auch sind diese Mechanismen oft nicht sehr anwenderfreundlich, besonders, wenn die Matratze auf dem Rost liegt.

Elektronisch verstellbare Roste sind um einiges bequemer zu handhaben. Achten Sie aber bitte auf alle Fälle darauf, dass der Rost einen Netzfreischalter hat. Damit *Um sich nicht in der Vielfalt der Angebote zu verlieren, sollte man auf jeden Fall Probe liegen.* stellen Sie sicher, dass nur dann Strom fließt, wenn Sie ihn auch benötigen. So verhindern Sie eine Belastung durch Elektrosmog.

Tellerrahmen

Das sind in Reihen angeordnete federnde Kunststoffteller, die auf Drehpunktlagern sitzen. Jeder Teller passt sich punktgenau der Körperform an.

Für diese Unterfederung braucht es eine flexible Matratze aus Latex oder Schaumstoff.

Flügelfederung

Hier liegt die Matratze auf einzeln befestigten elastischen Flügel- federn. Zusätzlich gibt es individuell einstellbare Federelemente. Auch diese Unterfederung ist nur für Latex- oder Schaumstoffmatratzen geeignet.

Boxspring

Das Boxspringbett liegt voll im Trend. In den USA schon sehr verbreitet, findet es auch in Deutschland immer mehr Liebhaber. Es ist ein Bettensystem, bei dem die Matratze nicht auf einem Rost, sondern auf einem gefederten Untergestell liegt. In einer stoffbezogenen Box sind die Federn (Federkern oder auch Taschenfederkern) angeordnet. Meist wird die Box aus Massivholz hergestellt. Sie steht auf Füßen, um die Luftzirkulation zu gewährleisten. Je nach Herstellungsart sind die Federn in unterschiedlichen Lagen angeordnet. Auf diesen Federn liegt die Matratze. Bei der amerikanischen Variante ist die Matratze besonders dick, in Skandinavien kommt auf die Matratze noch ein Topper, eine sehr dünne Matratze, die den Liegekomfort noch steigert. Bei Doppelbetten sorgt der Topper dafür, dass ein gemeinsames Liegegefühl entsteht und der Spalt zwischen den Matratzen abgedeckt ist. In Skandinavien ist die Matratze oft auch mit dem gleichen Stoff bezogen wie die Box.

Das teuerste Bett der Welt ist ein Boxspringbett. Es wird in Skandinavien hergestellt und kostet 60 000 Euro.

Wasserbett

Der Exot unter den Betten. Die einen lieben es, die anderen hassen es.

Positiv: Durch die Verdrängung passt sich die Unterlage dem Schläfer individuell an.

Negativ: Genau diese hohe Anpassung verhindert eine stützende Wirkung.

Wichtig ist, die Tragfähigkeit des Schlafzimmerbodens zu kennen. Wasserbetten sind sehr schwer, können an die 800 Kilo wiegen. Wer sich für ein Wasserbett entscheidet, sollte das Bett tagsüber heizen und nachts vom Netz nehmen, damit es nicht zu einer Belastung durch Elektrosmog kommt.

Ansonsten bleibt nur die Empfehlung: Liegen Sie Probe.

Kriterien für Lattenroste im Überblick

- Abstand der Latten
- Schadstofffreiheit
- Waschbarkeit von Bezügen
- Individuelle Einstellbarkeit (Rückenprobleme erfordern mehr Einstellmöglichkeiten)
- Stabile Verarbeitung
- Unbedingt Probe liegen!

Matratze

Zum perfekten Lattenrost gehört natürlich auch eine passende Matratze. Dabei gibt es keine allgemeingültige Empfehlung. Die

Wahl der passenden Matratze hängt von einigen individuellen Faktoren ab.

So spielen das Gewicht, die Schlafgewohnheiten von Bauch-, Seiten- oder Rückenschläfern, aber auch die durchschnittliche Temperatur im Schlafzimmer eine entscheidende Rolle.

Auch Ihre persönliche Liegevorliebe ist wichtig für die Matratzenwahl. Sind Sie ein Weichlieger, ein Härtefan oder irgendetwas dazwischen? Ob Sie eine Matratze als hart oder weich empfinden, hängt nicht nur vom Härtegrad ab, sondern auch von Ihrem Körpergewicht.

Spätestens alle zehn Jahre sollten Matratzen ausgetauscht werden. Dann haben sie Zigtausend Stunden Schlaf begleitet, den Schweiß aufgesogen und spürbar an Elastizität verloren. Die Kuhlen und Mulden, die jeder Schläfer im Laufe der Zeit hinterlässt, sind nach dieser Zeit so ausgeprägt, dass der Rücken leidet.

Die Angebotsvielfalt ist enorm. Lassen Sie sich in einem Fachgeschäft beraten und testen Sie im Geschäft verschiedene Matratzen. Ein guter Verkäufer wird Sie nicht in eine Richtung drängen, sondern Ihnen lediglich die Vielfalt vorstellen und die Unterschiede erklären.

Lassen Sie sich Zeit für die Entscheidung und fühlen Sie sehr genau hin. Wichtig ist, dass Sie sich wohlfühlen und entspannt liegen können.

Federkernmatratzen

Die Matratzen haben ein System aus miteinander verbundenen Stahlfedern, die sich aber unabhängig voneinander bewegen können. Der Federkern wird je nach Art der Matratze von Polstern aus Wolle, Baumwolle oder anderen Materialien umgeben.

Bei der Qualität kommt es unter anderem auf die Anzahl der Federn pro Liegefläche an. Als Richtwert gilt: Eine Matratze mit 90 mal 200 Zentimeter sollte mindestens 400 Federn haben.
Teurer und belastbarer als einfache Federkernmatratzen sind die Taschenfederkernmatratzen. Hier sind die einzelnen Federn in Taschen eingenäht und bekommen dadurch mehr Stabilität.
Bei der Tonnentaschenfederkernmatratze ist die Form der Feder der Unterschied. Durch die bauchige Gestaltung ist diese Feder am flexibelsten und bietet unter den Federkernmatratzen den höchsten Schlafkomfort.

Latexmatratzen

Es gibt Naturlatex, der aus dem Kautschukbaum gewonnen wird, und synthetischen Latex, der aus Erdöl hergestellt wird. Oft werden die beiden Materialien bei der Herstellung der Matratzen auch vermischt.
Da der Begriff »Naturlatex« nicht geschützt ist, sollten Sie, wenn Sie ein reines Naturprodukt erwerben wollen, auf das Qualitätssiegel QUL achten, das vom Qualitätsverband für umweltverträgliche Latexmatratzen vergeben wird.
Latexmatratzen sind relativ schwer, dafür sind sie ziemlich formbeständig. Bei den Liegeeigenschaften unterscheiden sich Naturlatexmatratzen und synthetische Latexmatratzen nicht.
Latex ist sehr gut geeignet für Allergiker, da Hausstaubmilben und Bakterien dort keinen guten Nährboden finden und sich nicht einnisten. Und auch eine Latexallergie stellt kein unüberwindbares Hindernis dar. Ein direkter Kontakt zur Matratze findet nicht statt und eventuell freie Proteine werden bei der Herstellung der geprüften Matratzen sorgfältig ausgewaschen. Nach dem Quali-

Die teuerste Matratze nützt Ihnen nichts, wenn sie nicht zu Ihnen passt. tätsverband Umweltverträgliche Latexmatratzen e.V. gibt es keine bekannten Fälle, bei denen eine Latexmatratze eine Allergie ausgelöst hat (Quelle http://www.qul-ev.de/e54/e86/index_ger.html, 22.5.2014). Falls Sie aber eine nachgewiesene Latexallergie haben, fühlen Sie sich vielleicht mit der Wahl einer anderen Schlafunterlage sicherer. Hören Sie auf Ihr Bauchgefühl. Durch senkrechte Luftkanäle wird die Belüftung optimiert.

Schaumstoffmatratzen

Diese Matratzen werden aus Rohöl hergestellt, was mit Blick auf die Umweltbelastung nicht ganz unproblematisch ist. Einzelne Hersteller setzen in der Produktion inzwischen pflanzliche Öle ein, aber das ist noch die Ausnahme.

Abgesehen hiervon reicht die Qualität und Formstabilität von Schaumstoffmatratzen aber meist an die von Latexmatratzen heran.

Unterschieden wird zwischen Kaltschaum- und Weichschaumstoffen, wobei die Kaltschaumstoffe deutlich elastischer sind. Die grobe Porenstruktur von Kaltschaummatratzen sorgt für eine gute Atmungsaktivität.

Die Qualität von Schaumstoffmatratzen hängt von der Dichte ab, dieser Wert wird als Raumgewicht (RG) angegeben. Je höher das Gewicht, desto besser die Qualität.

Als Standard für das Gütezeichen RAL wurden 35 Kilogramm pro Kubikmeter definiert. Als optimal gelten 45 bis 55 Kilogramm.

Bei den Schaumstoffmatratzen wird die unterschiedliche Gewichtsverteilung der Körperzonen bei Frauen und Männern berücksichtigt, wobei es hier aber sinnvoll ist, genau hinzuschauen, ob die Berücksichtigung mit Ihrem Bedarf auch tatsächlich übereinstimmt.

Es gibt auch noch Schaumstoffmatratzen mit viskoelastischem Schaum. Dieses Material reagiert auf Gewicht und Körperwärme und passt sich dem Schläfer an. Die Reaktionszeit ist träge und beeinflusst die natürlichen Bewegungen des Schläfers. Es gibt viskoelastische Matratzen, die für unbeheizte Schlafzimmer nicht geeignet sind, da durch die starke Abkühlung das Material sehr hart wird. Das trifft aber nicht immer zu. Sprechen Sie Ihren Fachhändler an, wenn Sie eine viskoelastische Matratze für einen kalten Schlafraum suchen. Das Material muss dann sehr atmungsaktiv sein.

Neben diesen gängigen Matratzen gibt es natürlich noch weitere Varianten. Zum Beispiel Luftpolstermatratzen, Naturmatratzen (Rosshaar, Kokosfasern, Stroh ...).

Kriterien für Matratzen im Überblick

- Rost und Matratze müssen zueinander passen
- Atmungsaktivität
- Bei Schaumstoffmatratzen das RG beachten, mindestens 35, besser 45 bis 55 Kilogramm
- Bei Federkernmatratzen sind die Federn pro Liegefläche maßgeblich. Richtwert: Matratze 90 mal 200 Zentimeter – mindestens 400 Federn
- Schadstofffreiheit
- Waschbarkeit von Bezügen
- Unbedingt Probe liegen!

Bettzeug

Zu einem gemütlichen Bett gehören auch ein bequemes Kissen und ein kuschliges Deckbett, in das man sich gerne einmummelt. Auch hier bietet der Markt eine große Auswahl. Wie schon bei Bettgestell und Matratze kommt es beim Bettzeug in erster Linie auf Ihr persönliches Wohlbefinden an. Sind Sie der Kuscheltyp, der eine dicke, schwere Decke liebt, oder mögen Sie es leicht und kaum spürbar? Brauchen Sie es extra warm oder lieber luftig-locker, weil Sie ohnehin leicht schwitzen? Für jeden Bedarf gibt es das passende Deckenangebot.

Das Kissen muss Ihren Bedürfnissen entsprechen, die Ansprüche sind sehr individuell und hängen unter anderem von der bevorzugten Schlafposition ab.

Eine Bettdecke sollte luftdurchlässig und atmungsaktiv sein, Feuchtigkeit leiten und das für Sie richtige Gewicht haben. Die Frage, ob Naturmaterial oder Synthetik, ist oft eine Bauchentscheidung. Letztlich kommt es darauf an, dass die Decke eine gute Qualität hat, egal, aus welchem Material sie ist.

Mikrofaser

Mikrofaserdecken sind pflegeleicht und meist bis zu 60 Grad waschbar. Sie sind gut für Allergiker geeignet. Das Material transportiert Feuchtigkeit hervorragend und sorgt für einen angenehmen Temperaturausgleich.

Daunen

Besonders warm und kuschlig sind Decken aus Daunen und Federn. Reine Daunendecken sind leichter als Decken mit einer

Mischfüllung aus Daunen und Federn. Hier bleibt wieder nur der persönliche Test, um herauszufinden, was Ihnen angenehmer ist.

Daunen speichern viel Luft und isolieren dadurch hervorragend. Daunen nennt man das Untergefieder von Gänsen und Enten. Sie sind sehr zart und leicht und haben keinen Federkiel. Federn dagegen haben einen durchgehenden Federkiel und sind nicht ganz so zart.

Daunen sind aus tierschutzrechtlicher Sicht nicht unproblematisch, da bei den Daunen im Handel nicht mehr nachgewiesen werden kann, ob sie von toten Tieren stammen oder den Tieren am lebendigen Leib entrissen wurden.

Die teuersten Daunen auf dem Markt sind die Eiderdaunen. Da die Eiderenten in kalten Regionen leben, brauchen sie einen sehr wirksamen Kälteschutz. Aus diesem Grund sind ihre Daunen besonders stark verästelt. Die Eiderenten polstern mit ihren Daunen die Nester aus und nach der Brut werden die wertvollen Daunen dann von Bauern gesammelt.

Diese Decken sind nichts für den kleinen Geldbeutel. Unter 1000 Euro bekommt man sie sicher nicht und je nach Ausführung können es auch mehrere 1000 Euro werden.

Doch selbst wenn Sie bereit sind, den Preis zu bezahlen, sollten Sie eine solche Decke auf jeden Fall vorab testen. Durch die Struktur der Daunen ist die Decke ultraleicht, vielleicht zu leicht, um es sich darunter gemütlich zu machen.

Baumwolle

Decken aus Baumwolle sind gute Sommerdecken, da sie nicht stark wärmen. Das Material nimmt Feuchtigkeit sehr gut auf, aber es gibt sie nur langsam wieder ab. Das ist ein Nachteil in kalten Räumen, da die Decke sich dann klamm anfühlen kann.

Schurwolle

Die gekräuselten Wollfasern isolieren hervorragend und bieten einen guten Temperaturausgleich. Sie schützen gleichermaßen vor Wärme und Kälte, haben eine hohe Feuchtigkeitsaufnahmekapazität und transportieren diese auch sehr gut. Wer stark schwitzt, ist mit einer Bettdecke aus Schurwolle gut beraten. Es gibt auch Anti-Milben-Produkte, was besonders für Hausstauballergiker ein wichtiger Faktor ist. Die Schurwolle wird mit einem speziellen Hygieneverfahren behandelt und dadurch gegen Hausstaubmilben geschützt.

Seide

Seidendecken sind ideale Sommerdecken. Sie sorgen für einen guten Temperaturausgleich. Seide kann Feuchtigkeit hervorragend aufnehmen und transportieren.

Wer auch im Winter das seidige Gefühl nicht missen möchte, kann auf Duo-Decken zurückgreifen, die den Schläfer angenehm warm halten. Seide ist wie auch die Schurwolle ein gut geeignetes Material für Starkschwitzer.

Es gibt natürlich noch weitere Materialien, aus denen Decken hergestellt werden. Naturmaterialien sind zum Beispiel Kamelhaar, Hanf, Kaschmir oder auch Alpaka. Bei synthetischen Materialien gibt es Kunstfasern aus Stärke oder auch Polyester, das aus Erdöl gewonnen wird.

Bettbezüge

Eine sorgfältig ausgesuchte Bettdecke braucht selbstverständlich einen passenden Bezug. Mit diesem Stoff kommen Sie direkt in Berührung, dementsprechend soll er genau so sein, wie Sie es lieben.

Ein häufig verwendetes Material für Bettwäsche ist Baumwolle. Sie ist robust, atmungsaktiv und kann gut Feuchtigkeit aufnehmen. Je nach der Art der Verarbeitung hat der Baumwollstoff unterschiedliche Bezeichnungen und vor allem fühlt er sich komplett unterschiedlich an. Es ist schon erstaunlich, dass Satin und Flanell aus dem gleichen Material sind.

Flanell
Der Stoff ist dick und einseitig oder beidseitig aufgeraut. Dadurch fühlt er sich besonders weich an. Er ist feinfädig und etwas leichter als Biber.

Biber
Ebenso wie Flanell ist es ein dicker Stoff, der ein- oder beidseitig aufgeraut ist. Feinbiberstoffe sind besonders flauschig und sorgen für ein wohlig warmes Gefühl.

Frottee
Die Frotteeherstellung ist eine besondere Webtechnik. Hierbei wird eine Florkette zusätzlich locker eingewebt, die auf beiden Seiten des Gewebes mit kleinen Schlingen erscheint.

Jersey

Jersey besteht nicht immer aus Baumwolle. Es gibt auch Woll-Jersey oder Seiden-Jersey. Der Stoff ist nicht gewebt, sondern wird gestrickt und besteht aus sehr kleinen Maschen. Er fühlt sich sehr weich und dabei doch glatt an. Jersey ist anschmiegsam und pflegeleicht, da der Stoff trocknergeeignet und bügelfrei ist.

Seersucker

Dieses Baumwollgewebe wird aus Streifen, die mal glatt, mal gerafft gehalten sind, hergestellt. Das erwünschte, dadurch etwas geknüllt wirkende Aussehen erspart das Bügeln. Seersucker fühlt sich angenehm an und ist ein guter Sommerstoff.

Damast

Beim Damast wird eine Struktur in den Stoff gewebt, das Webverfahren nennt sich Jacquard. Damaststoffe sind feinfädig, dicht gewebt und glänzen ein wenig.

Satin

Für Satin wird besonders hochwertige, langfaserige Baumwolle verwebt. Die Baumwolle wird gekämmt und von Kleinfasern befreit (mercerisiert), wodurch der fertige Stoff eine sehr glatte Oberfläche und einen besonderen Glanz erhält. Satin wirkt deutlich kühlend.

Neben den hier vorgestellten Baumwollstoffen gibt es unter anderem noch Linon, Batist, Cretonne, Perkal und Renforcé.
Aber natürlich gibt es nicht ausschließlich Baumwollbettwäsche. Sehr im Kommen ist auch Bettwäsche aus Mikrofasern. Auch

dieses Material sorgt für ein gutes Schlafklima und ist sehr atmungsaktiv.

Nacktschlafen erlaubt – die richtige Schlafbekleidung

Der Trend geht zu Shirt und Slip, das hat eine Umfrage ergeben, die das Marktforschungsinstitut GfK in Nürnberg im Auftrag der Fachzeitschrift *TextilWirtschaft* im Jahr 2011 durchgeführt hat. Interessant ist dabei auch der Vergleich mit einer Umfrage aus 2001. Die Zahl der Nacktschläfer war in diesen Jahren rückläufig: 2001 schlüpften immerhin noch 14 Prozent der Schläfer so, wie Gott sie schuf, zwischen die Laken, 2011 waren es nur noch 9 Prozent. Und trotzdem wurden gleichzeitig immer weniger Schlafanzüge gekauft. Die Zahl der Shirt-Schläfer stieg weiter an.

Über eines sind sich 85 Prozent aller Befragten einig: Praktisch und bequem soll es sein!

Wenn Sie gerne bekleidet schlafen, achten Sie darauf, dass der Stoff Ihres Nachtgewands atmungsaktiv ist und der Schlafanzug, das Nachthemd oder auch das Shirt gut sitzen, nichts einengen, aber auch nicht zu weit sind. Zu viel Stoff macht nächtliches Umdrehen schwieriger, die Wahrscheinlichkeit steigt, dass es irgendwo knubbelt und drückt.

Vielleicht haben Sie aber auch Lust, es einmal ganz ohne zu versuchen. Selbst wenn es sich in den ersten Nächten ungewohnt anfühlt, geben Sie sich die Chance, die positiven Seiten des Nacktschlafens kennenzulernen.

Pro Nackt schlafen

- Pyjamas, Nachthemden und auch T-Shirts neigen dazu, im Schlaf zu verrutschen, sie wursteln sich zusammen, drücken dadurch oder kneifen, weil sie sich beim Umdrehen verklemmen und verziehen. Irgendwann kommt der Zeitpunkt, an dem man aufwacht und die Schlafbekleidung zurechtrücken muss, um wieder entspannt weiterschlafen zu können – bis zum nächsten Mal. Nacktschläfer haben diese Probleme nicht.
- Im Tiefschlaf regeneriert sich unser Körper, das Immunsystem wird gestärkt. Wer ohne Zwänge schläft, schläft besser und regeneriert deshalb auch besser.
- Da kein Nachtgewand da ist, kann nichts verrutschen, knubbeln oder drücken.
- Nacktsein stärkt das Körpergefühl, weckt die Sinnlichkeit.
- Wer zu Infektionen im Intimbereich neigt, sollte es mit Nacktschlafen versuchen. Durch die fehlende Wäsche zirkuliert die Luft besser, es kommt zu weniger Wärmestau und das Klima ist weniger bakterienfreundlich.
- Kühl schlafen ist gesund und macht schön. Wenn man auf nächtliche Bekleidung verzichtet, hat man es automatisch etwas kühler.

Kontra Nackt schlafen

- Da kein Nachtgewand den Schweiß abfängt, den jeder Schläfer im Schlaf absondert, muss die Bettwäsche von Nacktschläfern häufiger gewaschen werden.
  Auch die Matratzen verschleißen schneller und müssen zwischendurch gereinigt oder eben früher ausgetauscht werden als bei bekleideten Schläfern.

- Im Tiefschlaf sinkt die Körpertemperatur und es besteht die Gefahr des Auskühlens, besonders wenn die Decke verrutscht und keine Nachtbekleidung vorhanden ist.
- Oft genannte Angst: Bei einem nächtlichen Notfall stünde man nackt auf der Straße. Das muss nicht sein: Sie können Schlafbekleidung griffbereit für den Notfall auf den Nachttisch legen.

Umwelteinflüsse

Oft ist uns gar nicht bewusst, dass es störende Einflüsse gibt. Wir kommen nicht auf die Idee, dass Umwelteinflüsse unseren Schlaf stören. Die Gegebenheiten werden einfach hingenommen. Doch ein Blick auf die äußeren Schlafumstände kann sich lohnen.

Licht

Gibt es vor Ihrem Schlafzimmerfester eine Straßenbeleuchtung? Vielleicht finden Sie das beleuchtete Schlafzimmer sogar praktisch? Sie können nachts mal eben zur Toilette huschen, ohne Licht anmachen zu müssen.

Aber diese Helligkeit kann ein Störfaktor sein. Vielleicht haben Sie genau dadurch Schlafprobleme?

Dieses Problem lässt sich leicht durch einen Vorhang oder eine Jalousie lösen.

Wer einen Fernseher im Schlafzimmer hat, sieht dort nachts meist ein Lämpchen leuchten, wenn das Gerät im Stand-by-Betrieb ist. Bei mehreren Geräten (DVD-Rekorder, Verstärker, Radio ...) können sich diese vermeintlich kleinen Lichtquellen zu einem echten Störfaktor entwickeln. Schalten Sie die Geräte daher lieber ganz aus.

Lärm

Schwieriger wird es bei Lärm. Egal, ob Straßenlärm, laute Nachbarn oder sonstige Verursacher. Falls Sie unter Lärm leiden, sollten Sie überprüfen, ob dieses Problem in allen Räumen der Wohnung vorhanden ist, und falls nicht, über die Raumeinteilung nachdenken. Vielleicht gibt es die Möglichkeit, das Schlafzimmer in einen ruhigeren Bereich zu verlegen?

Aber keine Angst, auch wenn das nicht geht, können Sie zu einem entspannten Schlaf kommen. Lernen Sie, den Lärm als positiven Verstärker einzusetzen. Das ist keine einfache Aufgabe und sicher gelingt das nicht im ersten Anlauf. Aber es lohnt sich, das zu trainieren.

Man kann lernen, mit nicht abstellbaren Störquellen positiv umzugehen.

Sie können diese Verstärkung in die Entspannungsphase des autogenen Trainings (Seite 105) einbauen oder auch einzeln als Affirmation verwenden und Ihr Unterbewusstsein damit programmieren. Sie denken diesen Satz dann über einen längeren Zeitraum über den Tag verteilt und verstärkt vor dem Einschlafen. Die ständige Wiederholung setzt sich im Unterbewusstsein fest und wird dort verankert. Das Unterbewusstsein wird nun daran arbeiten, dass die Vorgabe umgesetzt wird.

Affirmation:

Lärm verstärkt meine Ruhe. Ich nehme den Lärm wahr und werde immer entspannter, angenehm und wohlig entspannt.

Affirmation

Eine Affirmation ist ein Satz, der uns etwas Positives vermittelt. Dieser Satz begleitet uns durch das Leben und setzt sich durch die häufige Wiederholung in unserem Unterbewusstsein fest. So können wir ganz sanft und dennoch wirkungsvoll an unserer Persönlichkeit arbeiten.

Das Unterbewusstsein kennt keine Verneinung, es arbeitet mit Bildern. Deshalb sollten Sie Ihre Affirmation immer positiv formulieren, um nicht versehentlich eine ungewollte Botschaft zu verankern. Also bitte nicht: »Der Lärm stört mich nicht«, sondern besser: »Die Geräusche entspannen mich.«

Luft

Besonders Menschen mit Gastronomie in der Nähe kennen das Problem von Zigarettenrauch. Seit Einführung des Rauchverbots in Gasträumen hat sich diese Problematik verstärkt. Hier hilft nur eine Änderung der Schlafgewohnheit. Statt bei offenem oder gekipptem Fenster zu schlafen, sollten Sie vor dem Schlafengehen einige Minuten lüften und dabei eine rauchfreie Phase abpassen. Während der Nacht bleibt das Fenster dann geschlossen. Frischluftliebhaber mögen mit den Zähnen knirschen, aber manchmal hilft einfach nur ein Kompromiss.

Vielleicht können Sie auch ein Fenster in einem nicht in der Rauchzone liegenden Raum öffnen und bei offener Zimmertür schlafen.

Erdstrahlen

Nicht wissenschaftlich bewiesen, aber dennoch ein Faktor, der erwähnt werden sollte. Es gibt mehr zwischen Himmel und Erde als das, was wir messen und beweisen können. Schlafprobleme können unter Umständen mit dem falschen Schlafplatz zusammenhängen.

Wenn Ihr Bett auf einer Wasserader oder einer Wasseraderkreuzung steht, kann das Ihren Schlaf beeinträchtigen. Positive Erdstrahlung bringt Energie, das ist in wachem Zustand oft ein angenehmer Effekt. Wenn man aber schlafen und sich entspannen möchte, dann stört diese Strahlung. Die Schlaftiefe verringert sich und somit kann der Körper nicht ausreichend regenerieren.

Negative Erdstrahlung nimmt Energie weg. Das ist zum Einschlafen erst einmal gar nicht so schlecht. Auf Dauer und über die gesamte Schlafzeit hinweg ist es aber ein Energieräuber. Sie fühlen sich matt und antriebsschwach, obwohl Sie eine ausreichende Schlafzeit hatten.

Über lange Zeiträume können Erdstrahlen den Körper belasten und das Immunsystem schwächen.

Gerade bei Dingen, die nicht eindeutig belegt werden können, ist es wichtig, auf das eigene Gefühl zu hören.

Ein wichtiger Rat: Hände weg von sogenannten Entstörangeboten.

Egal, ob Kupfermatten, Kästen mit undefiniertem Inhalt oder Matratzen mit angeblich störabweisenden Einflechtungen, das bringt alles nichts. Wie sollte es auch, wenn solche Strahlungen von Wasseradern tief unter der Erde produziert werden und teilweise über Kilometer durch Fels und Erdreich an die Oberfläche kommen.

Im besten Fall haben Sie Ihren Geldbeutel »lediglich« um einige

100 oder gar 1000 Euro erleichtert. Im schlechtesten Fall verstärken solche Apparaturen die Erdstrahlen oder bringen eine zusätzlich belastende Streuung dazu.

Sollten Sie den Verdacht haben, im Bereich von Erdstrahlen zu schlafen, dann hilft nur ein Ortswechsel. Stellen Sie die Möbel um. Wenn das nicht möglich ist, können Sie auch das Bett durch den Anbau von Rädern mobil machen und nachts auf eine andere Position verschieben.

In den ersten Nächten werden Sie vielleicht noch unruhiger schlafen als normal, das ist in Ordnung. Wenn eine Belastung wie die durch Erdstrahlen plötzlich wegfällt, dann ist das eine starke Veränderung, die den Körper durcheinanderbringen kann – man kann sagen, es kommt zu Entzugserscheinungen. Bleiben Sie ganz entspannt, dieses Phänomen klingt nach einigen Nächten ab.

Natürlich können Sie auch einen Rutengänger beauftragen, sich einmal in die Energie Ihres Schlafbereichs hineinzufühlen. Aber bitte beauftragen Sie nur Personen, die Ihnen nichts verkaufen wollen.

Himmelsrichtung

Im Feng Shui wird über das Geburtsjahr und das Geschlecht die entscheidende Zahl ausgerechnet, die dann wiederum einer Himmelrichtung zugeordnet ist.

Wenn Sie das Bett mit Ihrem Partner teilen und es zu einem unterschiedlichen Ergebnis kommt, dann richtet sich die Wahl der Schlafrichtung nach Feng Shui nach der Person, die mehr Geld verdient.

Je nachdem, nach welcher Lehre Sie die Frage nach der richtigen Himmelsrichtung angehen, finden Sie sehr unterschiedliche Antworten. Norden, Osten, Süden, Westen – ja, was denn nun? Ist es am Ende egal, in welche Richtung wir uns betten?

Nein. Das will ich damit nicht sagen. Aber ich lade Sie ein, sich von den Vorgaben, wie Sie sich wohlzufühlen haben und was das Beste für Sie ist, frei zu machen und auf eigene Erfahrungen zu setzen. Sie sind sich selbst am nächsten und Sie sind ein Individuum mit speziellen Bedürfnissen, Vorlieben und Ansprüchen. Fühlen Sie in sich hinein. Erfahren Sie durch die eigene Aufmerksamkeit, was gut für Sie ist.

Die persönliche Himmelsrichtung erfühlen

Für einen ersten Eindruck legen Sie sich ganz entspannt in Ihr Bett. Schließen Sie die Augen, atmen Sie ruhig und gleichmäßig und lassen Sie alle Anspannung los. Leeren Sie Ihren Geist. Wenn Gedanken aufkommen, dann lassen Sie diese einfach vorüberziehen. Bilder wie ein fließendes Gewässer oder ziehende Wolken können beim Loslassen helfen.

Nun fühlen Sie in sich hinein. Wie geht es Ihnen? Ist Ihnen kalt oder warm? Sind Sie entspannt und in der Ruhe, oder fühlen Sie sich zappelig und würden am liebsten direkt wieder aufstehen? Die Wahrnehmungen sind nicht immer ganz deutlich, es sind oft auch nur kleine Dinge, die erst beim zweiten oder dritten Fühlen auffallen. Nehmen Sie so viele Fakten wahr wie möglich. Als Gedächtnisstütze können Sie Stichworte notieren.

Nach einigen Minuten wechseln Sie die Position, drehen sich in die nächste Himmelsrichtung und wiederholen das Ganze. Zuerst kommt wieder die Entspannung, das Freimachen von Gedanken,

dann folgt das Hineinfühlen. So arbeiten Sie sich einmal rundhe-
rum. Zum Schluss können Sie die Eindrücke und die Stichworte
vergleichen. Gibt es einen deutlichen Hinweis, in welcher Position
Sie sich am wohlsten gefühlt haben?

Diese Art der Durchführung hat nur einen Haken. Sie haben Ihre
Liegeposition im Bett verändert und das beeinflusst natürlich
auch Ihren Liegekomfort. Quer im Bett oder mit dem Kopf am
Fußende fühlt man sich nicht so heimisch, es ist ungewohnt.

Falls sich also auf diese Art kein eindeutiges Ergebnis herauskristallisiert hat, gehen Sie einen Schritt weiter. Verändern Sie für das
Hineinfühlen nicht Ihre Liegeposition im Bett, sondern drehen Sie
das gesamte Bett in die jeweilige Himmelsrichtung. So liegen Sie
immer gleich im Bett und schalten diese möglicherweise stören-
den Einflüsse des ungewohnten Liegens aus.

Das ist eine wunderbare Übung, um das Bauchgefühl zu trainieren und das Vertrauen in die eigene Wahrnehmung zu stärken.

Ein Fall aus der Praxis

Eine Patientin kam mit ihrem zehnjährigen Sohn und erzählte
von vielen unruhigen Nächten. Der Junge, der eigentlich immer
ein unproblematisches Kind war, wollte nicht mehr schlafen
gehen. Er entwickelte typische kindliche Verzögerungstaktiken
und strapazierte die Nerven seiner Eltern manchmal über
Stunden. Die Mutter erhoffte sich über eine Bachblütentherapie Hilfe. Doch leider blieb der Erfolg auch nach mehreren
Wochen noch aus.

Beim Gespräch in meiner Praxis sagte die Mutter irgendwann
zu ihrem Sohn, dass sie sein Zimmer nicht so toll renoviert und

neu eingerichtet hätte, wenn sie geahnt hätte, dass er es nicht zu schätzen wisse. Natürlich war das ein unfairer Vorwurf, denn die Schlafprobleme des Kindes hatten ganz sicher nichts mit seiner mangelnden Wertschätzung zu tun, aber für die Lösung des Problems war genau dieser kleine Streitpunkt zwischen Mutter und Sohn der entscheidende Hinweis. Ich hakte ein, ließ mir von dem Jungen die Veränderungen erklären und siehe da, sie hatten das Bett umgestellt und damit auch die Schlafrichtung verändert.

Auf meinen Rat drehte die Familie das Bett so, wie es vor der Renovierung war. Es war nur ein Versuch, eine vage Vermutung, aber letztlich war genau das der Schlüssel. Innerhalb weniger Tage konnte das Kind wieder deutlich leichter einschlafen, auch wenn es noch eine Weile dauerte, die angeeigneten Vermeidungsstrategien loszulassen. Hierbei leisteten die Bachblüten aber einen guten Dienst. Nach einigen Wochen war der Spuk vorbei und der Nachtfrieden der Familie wiederhergestellt.

Raumklima

Je besser das Raumklima ist, desto wohler fühlen wir uns. Beim Schlafen sollten wir die Umgebung möglichst reizarm halten. Das gilt auch für Reize, die uns angenehm erscheinen und primär nützlich sind. Nachts sollten wir darauf verzichten. Je weniger Signale uns während des Schlafens erreichen, desto entspannter sind wir. Und Entspannung ist die wichtigste Voraussetzung für einen guten und tiefen Schlaf.

Temperatur

Wer kühl schläft, hält sich frisch. Wobei zu kühl auch wieder nicht gut ist, denn nächtliches Frieren stört die Ruhe ebenso wie Schwitzen. Die Schlaftemperatur sollte etwas unter der üblichen Wohntemperatur liegen. Allgemein gilt: Eine Raumtemperatur zwischen 16 und 18 Grad ist zum Schlafen ideal.

Doch auch hier gilt natürlich wieder das eigene Gefühl. Es gibt nun mal Menschen, die nicht in die Norm passen. Es gibt Frostbeulen, die bei anderen Menschen angenehmen Temperaturen noch nach der Strickjacke greifen, und umgekehrt findet man auch immer wieder Schwitzbären, die selbst bei eisigen Temperaturen ohne Jacke ausreichend Eigenwärme produzieren. Deshalb gilt: Wenn Sie sich kühler oder etwas wärmer, als die allgemeine Empfehlung es vorgibt, wohler fühlen und spürbar entspannter schlafen können, dann bleiben Sie bei sich und Ihrem Gefühl. Damit liegen Sie ganz sicher richtig.

Im Winter ist es relativ einfach, die perfekte Raumtemperatur zu erreichen. Man muss nur die Heizung dementsprechend einstellen.

Schwieriger wird es in heißen Sommern. In Nächten, in denen die Luft steht und kein Windchen Erleichterung bringt, ist es nahezu unmöglich, im Schlafraum die Idealtemperatur zu halten. Aber es gibt ein paar Tipps, wie man möglichst frisch durch die heißen Sommernächte kommt.

Tipps für heiße Nächte

- Halten Sie die Fenster tagsüber zu. Läden oder Jalousien sollten ebenfalls geschlossen bleiben. Morgens und abends wird durchgelüftet. Hierbei werden mehrere Fenster gleichzeitig geöffnet, um möglichst etwas Durchzug zu erreichen.
- Passen Sie Ihr Bettzeug und die Bettwäsche den warmen Temperaturen an. Eine dünne Decke, ein kühlender Bezug wie zum Beispiel Seersucker oder Satin können echte Erleichterung bringen.
- Keinen PC im Schlafzimmer laufen lassen, die Geräte strahlen Wärme ab. Auch Kühlschränke erhöhen die Umgebungstemperatur.
- Eventuell ist ein Ventilator das Richtige für Sie. Aber Achtung. Nicht jeder Mensch verträgt Zugluft. Deckenventilatoren bringen angenehme Kühlung, ohne so einen starken Reiz zu setzen wie Standventilatoren.
- Feuchte Tücher, an Fenster gehängt, sorgen für Abkühlung. Am besten helle Farben, die die Hitze nicht so anziehen wie dunkle Töne, und dicke Tücher, damit sie nicht zu schnell trocknen.

Luftfeuchtigkeit

Zu trockene Luft kann die Schleimhäute austrocknen und zu Problemen führen. Zu viel Feuchtigkeit im Raum begünstigt Schimmelbildung. In beiden Fällen gilt: Regelmäßiges Lüften hilft. Damit Feuchtigkeit nicht zum Problem wird, sollte auch im Winter auf eine Mindesttemperatur von etwa 16 Grad geachtet werden. Ist die Luft trotz Lüften zu trocken, kann man ein feuchtes Handtuch über die Heizung hängen. Natürlich bekommt man auch im Handel Luftbefeuchter, aber meistens ist eine dauernde Befeuchtung gar nicht notwendig.

Schadstoffe

Bei der Herstellung der Möbel, Gestelle, Matratzen und Stoffe kommen oft schädliche Stoffe zum Einsatz, die dann ausdünsten. Um den Schlafraum möglichst unbelastet zu halten, lohnt sich ein genauer Blick beim Kauf. Achten Sie auf geprüfte schadstofffreie Qualität.

Düfte

Aromatherapie ist etwas Schönes. Angenehm umweht uns der Duft, spricht unsere Sinne an und schenkt uns Wohlbefinden. Das kann durchaus auch eine Möglichkeit sein, abends in die Entspannung zu kommen und dadurch leichter einzuschlafen. Aber bitte setzen Sie Düfte so ein, dass Sie ihnen nicht die ganze Nacht ausgesetzt sind. Im Schlaf soll der Körper, so gut es geht, zur Ruhe kommen und sich nicht mit Reizen – egal, ob positiv oder negativ – auseinandersetzen müssen.

Kein Platz für Störenfriede

Störquellen

Stundenlang wälzt man sich hin und her. Man liest, hört Musik oder sieht fern, bis die Müdigkeit greifbar wird und die Augen zufallen. Doch kaum ist das Licht aus und wir haben uns in die Schlafposition gedreht, fühlen wir uns wie angeknipst. Irgendetwas hält uns vom Schlafen ab. Der vergangene Tag, der sich noch einmal in allen Details präsentieren möchte, Probleme, die es zu lösen gilt, der Partner, der vielleicht schon schläft und dabei nicht ganz leise ist.

Manchmal ist es auch einfach nur eine nicht fassbare Unruhe. Wir wälzen uns nach rechts und nach links, bis wir entnervt wieder zu Buch oder Fernbedienung greifen.

Wenn das Einschlafen zur Herausforderung wird, kommen Gefühle der Abwehr hoch.

Dieses Spiel wiederholt sich. Es ist eine Spirale, ein sich selbst verstärkender negativer Kreislauf. Und mit jedem erfolglosen Versuch einzuschlafen kommen negative Emotionen hinzu.

Wir ärgern uns über uns selbst, weil wir nicht einfach schlafen können, obwohl wir doch wissen, dass wir den Schlaf brauchen. Dieser Ärger hält uns noch länger wach. Innere und äußere Störungen hindern uns daran, entspannt zu schlummern und neue Kraft zu sammeln. Das muss nicht sein!

Viele Faktoren beeinflussen unseren Schlaf. Um entspannt schlafen zu können ist es wichtig, Schlafräuber, so gut es geht, auszuschalten oder ihnen die Macht zu nehmen. Manchmal kann man deren Wirkung sogar umkehren und den Störenfried zum Schlafbeschleuniger machen. Oft sind es nur Kleinigkeiten, deren Wegfall aber einen spürbaren Effekt hat. Lassen Sie uns einige dieser Störquellen näher betrachten.

Schnarchen

Ob Partner oder Haustier, nachbarliches Schnarchen kann den eigenen Schlaf empfindlich stören. Man ist genervt, stupst den Partner vielleicht an, damit er sich auf die Seite dreht, und wälzt sich selbst unruhig auf dem Laken. Ist es tatsächlich dann für eine Weile still, lauscht man angespannt in der Gewissheit, dass es sowieso gleich wieder losgeht.

Für solche Fälle gibt es drei Lösungsansätze:

Der Partner entschließt sich, etwas gegen das Schnarchen zu unternehmen. Bei leichtem Schnarchen ohne Atemaussetzer gibt es unterschiedliche Behandlungsansätze. Eine Schnarchschiene zum Beispiel kann oft helfen.

Wenn es räumlich möglich ist, können getrennte Schlafzimmer die Lösung sein. Das hat rein gar nichts mit mangelnder Zuneigung oder fehlender Nähe zu tun. Im Gegenteil, oft bereichern getrennte Schlafstätten eine Beziehung. Die Partner kommen gegenseitig auf Besuch und die Nähe bekommt eine neue Wertigkeit, die sich erfrischend auf die Liebe auswirken kann.

Die dritte Möglichkeit liegt bei Ihnen. Sie können lernen, das

Schnarchen in Liebe anzunehmen. Mehr noch, mithilfe von Entspannungsübungen können Sie das Schnarchen als Schlafverstärker für sich einsetzen. Eine mögliche Affirmation hierzu ist: Das Schnarchen verstärkt meine Ruhe und entspannt mich.

Diesen Satz können Sie in Ihr tägliches Leben einbauen oder in Kombination mit Entspannungsübungen so oft wiederholen, bis er sich in Ihrem Unterbewusstsein fest verankert hat und seine Wirkung entfaltet.

Mehr zu Entspannungsübungen finden Sie ab Seite 97.

Wenn das Schnarchen von Ihrem Haustier ausgeht, können Sie das Tier entweder des Schlafzimmers verweisen oder sein Schnarchen ebenso wie das des Partners in Liebe annehmen. Das funktioniert ausgezeichnet. Hier spreche ich aus persönlicher Erfahrung, als liebendes Mopsfrauchen lasse ich mich allabendlich vom Schnorcheln und Schnarchen meines Hundes in den Schlaf wiegen.

Ursprünglich negativ empfundene Dinge positiv zu besetzen erfordert viel Geduld und Liebe.

Manche Menschen stoßen bei dieser Methode der positiven Verstärkung an ihre Grenzen. Geben Sie nicht zu schnell auf! Wenn es Ihnen wirklich sehr schwerfällt, etwas, das Sie nervt, mit anderen Gefühlen anzunehmen und es dadurch positiv zu erleben, dann gehen Sie in der Persönlichkeitsarbeit einen Schritt zurück. Bevor Sie mit der oben genannten Affirmation arbeiten, stärken Sie Ihre Toleranzfähigkeit. Nach einigen Wochen können Sie dann den zweiten Schritt tun und das Schnarchen in Liebe annehmen.

Eine mögliche Affirmation für die vorangestellte Bereitschaft, etwas positiv anzunehmen, könnte sein: Jedes Lebewesen ist richtig, so, wie es ist. Mit allen Stärken und Schwächen. Ich nehme die Stärken und Schwächen meiner Umgebung in Liebe an.

Zähneknirschen

Natürlich kann auch das Zähneknirschen des Partners unsere Entspannung beeinträchtigen. Doch beim Zähneknirschen ist es nicht nur das Geräusch, das störend wirkt. Wenn wir selbst Knirscher sind, dann rauben wir uns damit nicht nur den Schlaf, sondern schaden unserer Gesundheit nachhaltig. Morgens wachen wir gerädert und ganz oft mit verkrampften Kiefermuskeln und Verspannungen auf. Durch das Knirschen werden auch die Zähne in Mitleidenschaft gezogen. Gute

Wenn Sie unsicher sind, ob Sie mit den Zähnen knirschen, sprechen Sie Ihren Zahnarzt darauf an.

Gründe also, etwas dagegen zu tun. Arbeiten Sie an Ihrer Entspannung. Lernen Sie, loszulassen und auf den Fluss des Lebens zu vertrauen.

Zusätzlich können Sie sich als Soforthilfe eine Schiene anpassen lassen, die zumindest Ihre Zähne vor Schäden schützt.

Essen und Trinken vor dem Zubettgehen

Wenn der Körper Durst meldet, ist es eigentlich schon zu spät, das ist ein Alarmzeichen. Viel besser ist es, regelmäßig über den Tag verteilt – und bevor ein Durstgefühl da ist – zu trinken. Das wäre der Idealzustand. Die Realität sieht anders aus. Viele Menschen trinken zu wenig. Oft fällt es ihnen erst abends ein und dann werden im Hauruckverfahren zwei oder drei große Gläser Wasser gekippt. Wer das so handhabt, sollte sich nicht über nächtliche Störungen durch Harndrang wundern. Damit haben Sie Ihrem Körper dann zweimal einen Bärendienst erwiesen. Erst der Flüssigkeitsnotstand den Tag über und dann die gestörte Nachtruhe, weil Sie den Mangel vor dem Schlafengehen ausgleichen wollten.

Wenn Sie über den Tag verteilt regelmäßig trinken, dann genügt abends vor dem Schlafengehen ein kleiner Schluck. So wird Ihre Nachtruhe nicht unnötig gestört.

Regelmäßiges Trinken ist eine Frage der Disziplin. Es gibt ein paar Tricks, wie man sich selbst zu einem gesunden Trinkverhalten erziehen kann.

Tipps für regelmäßiges Trinken

1. Trinken Sie gleich zum Frühstück ein Glas Wasser.
2. Zu jeder Tasse Kaffee, Tee oder Milch immer auch ein Glas Wasser trinken.
3. Stellen Sie sich ein Getränk (Wasser oder Saftschorle) den ganzen Tag über in Sichtweite.
4. Wenn Sie dazu neigen zu vergessen, ob Sie getrunken haben oder nicht, dann machen Sie Striche auf die Flasche. So können Sie den Stand kontrollieren. Auch das Führen einer Liste (Notizblock, Handy oder PC) kann als Gedächtnisstütze dienen.
5. Nehmen Sie immer etwas zu trinken mit zum Sport.
6. Wartezeit ist oft Durstzeit. Nutzen Sie die Wasserspender, die inzwischen in sehr vielen Arztpraxen für die Patienten bereitstehen. Hat Ihr Arzt diesen Service nicht, nehmen Sie sich für die Wartezeit selbst etwas zu trinken mit.

7. Gönnen Sie sich selbst kleine Trinkrituale, zum Beispiel vormittags eine kleine Zehn-Uhr-Pause mit einem Glas Schorle oder Wasser.
8. An heißen Tagen benötigt der Körper mehr Flüssigkeit, das sollten Sie auf keinen Fall vergessen.

Ein voller Magen ist kein guter Schlafbegleiter. Deshalb sollten Sie vor dem Schlafengehen auch nicht üppig essen. Der Körper ist sonst mit der Verdauung beschäftigt und findet nicht in die entspannte Ruhe, die es für einen gesunden und tiefen Schlaf braucht. Obendrein neigt man mit vollem Bauch zu schlechten Träumen. Wer möchte das schon?

Zwei bis drei Stunden vor dem Zubettgehen sollte die letzte Mahlzeit eingenommen werden.

Gönnen Sie sich ganz bewusst im Laufe des folgenden Tages die Nascherei, die Sie nachts genießen wollten.

Auch nächtliches Naschen ist nicht empfehlenswert. Wenn Sie diesem Impuls einige Male nachgegeben haben, hat Ihr Unterbewusstsein es auch schon abgespeichert und wird Sie Nacht für Nacht wecken, damit der Körper zu seinem vermeintlichen Recht kommt.

Koffein

Kaffee, schwarzer und grüner Tee, Cola und Energydrinks enthalten Koffein, das hält fit und wach. Diese Getränke sind also nicht gerade das, was wir für einen guten Schlaf benötigen.

Sehr empfindliche Menschen können die Wirkung von Koffein bis zu 14 Stunden spüren, es geht also nicht nur um den kleinen Kaffee nach dem Abendessen, der einem den Schlaf raubt. Ob Sie zu diesen Menschen gehören und vielleicht Koffein der Grund für Ihre Schlafprobleme ist, können Sie sehr einfach herausfinden: Verzichten Sie für eine Weile entweder ganz auf koffeinhaltige Getränke oder trinken Sie allenfalls zum Frühstück eine Tasse Kaffee oder Tee und üben Sie den Rest des Tages Verzicht.

Bitte erwarten Sie nicht sofort am ersten Tag eine spürbare Wirkung. Schlafen und auch das Nicht-schlafen-Können sind ritualisiert und werden über das Unterbewusstsein gesteuert. Es braucht seine Zeit, bis es hier zu einer Umprogrammierung kommt. Das Unterbewusstsein ist träge und möchte an bestehenden Zuständen festhalten. Alles soll so bleiben, wie es ist. Da das Unterbewusstsein keine Kontrollinstanz hat, die ihm richtig oder falsch, gut oder schlecht signalisiert, hält es eben auch an Umständen fest, die für den Menschen unangenehm sind.

Alkohol

Ein Gläschen Wein, Bier oder Schnaps in Ehren, aber als Einschlafhilfe ist Alkohol eine ganz schlechte Wahl. Wieso?, mögen Sie jetzt denken. Alkohol entspannt doch und macht müde. Vielleicht haben Sie sogar die Erfahrung gemacht, dass Sie mit dem rituellen Glas Wein tatsächlich besser einschlafen können. Doch das ist nur ein schöner Schein, die Wahrheit sieht anders aus.

Alkohol kann abhängig machen. Besonders ritualisierte Handlungen, wie zum Beispiel das allabendliche Glas Wein vor dem Zubettgehen, fördern die Sucht.

Vor allem aber stört Alkohol die REM-Phase des Schlafzyklus. Das ist die Phase, in der besonders intensiv geträumt wird. Weiter neigen Menschen mit Alkohol im Blut häufiger dazu, nachts wach zu werden und nicht mehr einschlafen zu können.

Oft täuschen Suchtmittel eine beruhigende Wirkung vor, die gar nicht vorhanden ist. Deshalb an dieser Stelle der ganz dringende Rat: Hände weg von Alkohol als Einschlafhilfe.

Genießen Sie ein Glas Wein oder Bier in netter Gesellschaft, aber verknüpfen Sie diesen Genuss nicht mit Ihrem Schlafverhalten.

Nikotin

Raucher greifen oft zur Zigarette, um sich zu beruhigen. Doch das ist ein fataler Irrtum. Das Ritual des Rauchens hat beruhigende Ansätze, die Zigarette gibt im übertragenen Sinne Halt. Doch im Körper laufen ganz andere Prozesse ab. Nikotin wirkt wie ein Aufputschmittel und das steht selbstverständlich einer entspannten Nachtruhe entgegen. Verzichten Sie auf die Gute-Nacht-Zigarette und gönnen Sie Ihrem Körper wenigstens eine nikotinfreie Stunde vor dem Schlafen. Eine längere Pause wäre natürlich noch besser, aber das funktioniert nur, wenn Sie ein schwacher Raucher oder ein Gelegenheitsraucher sind. Bei Starkrauchern kommt es bei zu langer Rauchpause zu körperlichen und psychischen Entzugserscheinungen, die wiederum auch keine entspannte Nacht möglich machen. Der beste und gesündeste Weg wäre selbstverständlich, komplett mit dem Rauchen aufzuhören, aber es ist auch klar, dass das nicht einfach ist. Einen Versuch ist es aber sicher wert.

Der zweite Grund, wieso Nikotin den Schlaf stört, ist die Lungenbelastung. Viele Raucher haben chronischen Husten, atmen schlechter als Nichtraucher und die Lunge ist belastet. Freies, unbelastetes Atmen ist für einen entspannten Schlummer wichtig.

Hypnose, Bachblüten, Persönlichkeitsarbeit über Symbole und Affirmationen können Sie unterstützen, mit dem Rauchen aufzuhören.

Gedankenkarussell

Können Sie schlecht loslassen? Liegen Sie im Bett und denken über dies und jenes nach? Vielleicht haben Sie in dieser Zeit sogar tolle Ideen?

Dann müssen Sie sich entscheiden. Wollen Sie diese kreativ-aktive Phase nutzen und genießen? Bitte schön, es spricht überhaupt nichts dagegen. Aber dann tun Sie es bitte mit Freude. Somit gehört es nicht mehr zu den Schlafproblemen. Sie können allabendlich eine halbe oder eine Stunde einplanen, in der Sie im Bett liegen, gedanklich Karussell fahren und dabei auf Ideenfang gehen. Wenn Sie das sehr bewusst so gestalten, wird Ihr Unterbe-

Manche Menschen freuen sich über eine sehr kreative Stunde, bevor sie dann loslassen und in Morpheus' Arme sinken.

wusstsein sicher schnell akzeptieren, dass nach dieser Zeit diese Phase beendet ist und nun die Nachtruhe beginnt.

Wenn Sie aber lieber direkt ungestört einschlafen wollen, dann sollten Sie daran arbeiten.

Ganz sicher lohnt sich ein Blick auf die Art Ihrer Gedanken. Was lässt Sie nicht los? Woran hält Ihr Bewusstsein fest? In der Praxis habe ich oft erlebt, dass es gerade kontrollstarke Menschen sind, denen das Loslassen Mühe macht. Wenn sich bei diesem genaueren Blick auf Ihre Gedankenwelt ein Thema herauskristallisiert, dann lohnt es sich vielleicht, genau dort anzusetzen, also nicht gleich mit der Schlafarbeit zu beginnen, sondern einen Schritt zurücktreten und dann zu sehen, wie sich das auf Ihr Schlafverhalten auswirkt.

Möglicherweise sind Sie ein ängstlicher Mensch, der sich nachts unwohl fühlt. Dabei geht es nicht darum, ob dieses Gefühl begründet oder vermeintlich unbegründet ist. Gefühle fragen nicht nach einer Rechtfertigung, sie sind einfach da und nicht immer lässt sich eruieren, was der Auslöser dafür war. Das muss auch nicht zwangsläufig hinterfragt werden. Erst wenn eine Therapie oder eigene Persönlichkeitsarbeit auf unüberwindbare Mauern stößt, ein Gefühl sich hartnäckig festgesetzt hat und immun gegen jegliche Veränderung zu sein scheint, kann man überlegen, ob man sich vielleicht mit therapeutischer Hilfe auf Spurensuche begibt und nach den Auslösern forscht.

Oft genügt es aber, bei unbegründeten Ängsten zum Beispiel, sich der eigenen Stärke bewusst zu werden und das Vertrauen in den Fluss des Lebens zu wecken. Das geht über Affirmationen (auch in Kombination mit Entspannungsmethoden), mithilfe von Bachblüten, Hypnose oder auch mit Heilreisen und Symbolen. Suchen Sie einfach Ihren persönlichen Weg. Was spricht Sie an? Was entspricht Ihrem Typ? Es lohnt sich auch, verschiedene Ansätze auszuprobieren, um herauszufinden, womit man sich am wohlsten fühlt.

Eintönige Geräusche können die Entspannung fördern.

Aber jetzt lassen Sie uns wieder zurückkommen zum Ausgangspunkt dieses Abschnitts: zum Gedankenkarussell.

Sie liegen im Bett und können Ihre Gedanken nicht stoppen. Das müssen nicht zwangsläufig negative Gedanken sein, auf jeden Fall sind sie hartnäckig und hindern Sie am Einschlafen. Wenn das Karussell in voller Fahrt ist, dann fällt es den Betroffenen oft schwer, sich auf Entspannungsübungen einzulassen. Dennoch, es ist immer einen Versuch wert. Falls Sie merken, dass Sie damit nicht weiterkommen, dann könnten Konzentrationsübungen vielleicht der Schlüssel sein. Da Sie sich auf eine Aufgabe konzentrieren, zwingen Sie das Gedankenkarussell zu einer Pause. Die Gedanken können nicht spazieren gehen, während Sie sich auf die Aufgabe der Übung konzentrieren. Und da Konzentration anstrengt, schlafen Sie ein, bevor die Gedanken überhaupt eine Chance haben, wieder Fahrt aufzunehmen.

Lassen Sie sich bei dieser Entwicklung Zeit. Jahrelang antrainierte Verhaltensmuster verschwinden selten über Nacht. Es braucht positive Aufmerksamkeit, Liebe und Geduld. Aber der Weg lohnt sich. Am Ende erwartet Sie ein entspannter und Kraft spendender Schlaf.

Übungen finden Sie ab Seite 97.

Neben den Übungen können auch beruhigende Geräusche dabei helfen, die Gedanken in die Ruhe zu bringen.

Ein Fall aus der Praxis

Eine Patientin klagte über Einschlafprobleme. Sie könne einfach nicht aufhören zu denken. Dabei ging es nicht um Probleme, nein, die Patientin sprühte vor Fröhlichkeit und Lebensfreude. Sie liebte es, Pläne zu schmieden, sie liebte ihr Leben auf einem kleinen Aussiedlerhof mit Pferden und anderen Tieren. Aber sie war auch eine Kontrollfanatikerin. Es fiel ihr schwer, Aufgaben abzugeben, und wenn sie es doch tat, dann nie, ohne die Endkontrolle zu behalten. Und genau diese Charaktereigenschaft machte es ihr so schwer, das Bewusstsein loszulassen und sich vertrauensvoll in die Obhut des Schlafs zu begeben. Stattdessen plante sie lieber den nächsten Wettbewerb, einen anstehenden Stallumbau oder was auch immer.

Wir beschlossen, mit Bachblüten an ihrer Kontrollwut, wie sie es selbst bezeichnete, zu arbeiten und sie auf ein gesundes Maß zu bringen. Als Einschlafhilfe empfahl ich ihr, etwa eine Viertelstunde Stallgeräusche aufzunehmen und diese dann als Einschlafritual allabendlich abzuspielen. Man hätte auch Meeresrauschen, Walgesänge oder andere gleichtönige Geräusche nehmen können, aber da die Frau ihren Tieren sehr eng verbunden war, wusste ich, dass das Schnauben, Hufscharren und leise Prusten der Tiere genau die richtige Wirkung hatten. Gleichzeitig käme über diese Geräusche das Bild des Stalls in der Frau hoch, was dem Symbol des Hauses gleichkommt. Dieses Symbol steht für Schutz und Ordnung und wirkte automatisch auf ihr Unterbewusstsein, half ihr, Vertrauen in den Lauf der Dinge zu finden.

Schon nach einem Tag war die Patientin hellauf begeistert. Sie erzählte mir, dass die akustische Nähe zu den Tieren ihr ein wohliges Gefühl vermittelte. Sie fühlte sich geborgen und sicher – und schlief innerhalb von Minuten ein. Der Effekt hielt an. Und weil sie dennoch mit der Bachblütentherapie weitermachte, wirkte sich die neue Gelassenheit auch sehr bald auf ihren Alltag aus.

Fernsehen

Gemütlich auf dem Sofa kuscheln und dabei einen Film anschauen, eine Talkshow oder eine Dokumentation, das ist für viele Menschen der Inbegriff von Entspannung. Zwar kommen die Muskeln dabei zur Ruhe, es gibt eine körperliche Entspannung, aber die Nerven bleiben aktiv. Je nach Filmgenuss werden sie sogar extrem gefordert. Ein packender Thriller puscht die Emotionen in die Höhe. Wer den Puls so auf Touren gebracht hat, darf sich nicht wundern, wenn das Einschlafen schwerfällt. Deshalb sollten Sie vor dem Zubettgehen besser keine aufregenden Filmbeiträge konsumieren.

Nicht alles, was wir als Entspannung einstufen, wirkt wirklich entspannend.

Und dann gibt es noch die Fraktion der Fernsehschläfer. Sie haben das Gerät im Schlafzimmer und lassen sich von der Flimmerkiste einlullen und schalten dann irgendwann in der Nacht aus, wenn sie mitbekommen, dass immer noch Bilder über den Bildschirm flattern.

Wie es zu dieser Verhaltensweise kommt, ist leicht nachvollziehbar. Das Fernsehen lenkt von den eigenen Gedanken ab und das wird als Entspannung empfunden. Aber letztlich sind die Lichtimpulse und akustischen Signale, die der Fernseher aussendet, ständige Störquellen. Der Körper kann sich nicht vollkommen entspannen, weil er gegen diese Störungen und Weckreize ankämpfen muss. Das ist kein gesunder Schlaf und von daher überhaupt nicht empfehlenswert.

Am besten schaltet man den Fernseher eine gewisse Zeit (halbe Stunde oder Stunde) vor dem Schlafengehen aus und stimmt Körper, Geist und Seele durch ruhige Tätigkeiten auf die Nachtruhe ein.

Lesen

Ein gutes Buch ist Entspannung pur. Aber bitte wählen Sie auch ein entspannendes Thema als Schlaflektüre und sparen Sie sich Thriller und Co. für nachmittägliche Lesestunden auf. Wenn Sie regelmäßig vor dem Einschlafen ein paar Seiten lesen, dann wird dieses Verhalten ritualisiert und vom Unterbewusstsein mit dem Einschlafen verknüpft. Dadurch wirkt es noch besser.

Anstrengende Gespräche

Wer tagsüber arbeitet, muss private Angelegenheiten oft auf die Abendstunden verlegen. Anstrengende und womöglich aufwühlende Gespräche direkt vor dem Schlafengehen sind echte Schlafstörer. Wenn Sie nach einem solchen Gespräch im Bett liegen und entspannen wollen, ist die Wahrscheinlichkeit sehr hoch, dass Ihre Gedanken um das besprochene Thema kreisen und Sie nicht loslassen können. Auch wenn es nicht immer einfach ist, verlegen Sie solche Gespräche auf den Tag. Wenn Gedanken Sie umtreiben, die Sie Ihrem Gesprächspartner unbedingt mitteilen wollen, die Zeit dafür aber ungünstig ist, dann notieren Sie sich alles, was Ihnen auf der Seele brennt. So haben Sie eine Gedächtnisstütze und können das Thema entspannt bis zum Gespräch loslassen.

Aufregende Anrufe

Abends und nachts sind die Gefühle oft besonders intensiv und das kann Freunde oder Familienmitglieder verlocken, sich unbedingt und sofort mit Ihnen austauschen zu wollen. Schalten Sie sich selbst zuliebe Ihr Handy schon eine Stunde vor Ihrer Schlafenszeit aus. Auch das Festnetz kann man ausschalten oder den Stecker ziehen. So schützen Sie sich vor unnötiger Aufregung und sorgen für Ihren ungestörten Schlaf. Anfangs mag es Ihnen schwerfallen, den Draht zur Welt zu kappen. Aber mal ehrlich: Was kann denn so wichtig sein, dass es nicht bis zum nächsten Tag warten kann? Und am nächsten Morgen können Sie, gestärkt durch den ungestörten Schlaf, den Aufregungen wieder viel besser trotzen.

Stress

Man unterscheidet zwar positiven und negativen Stress, in Kombination mit unserem Schlaf sind aber beide Stressformen eine Störquelle und können zum Schlafräuber werden.

Sehr oft ist Stress ein hausgemachtes Problem, das sich relativ leicht beseitigen lässt. Wir müssen nicht immer perfekt funktionieren und das Lebensglück hängt nicht davon ab, das Leben lückenlos durchzuorganisieren. Wer in diesem Punkt mehr Gelassenheit lernt, ist dem Stress ein gutes Stück entkommen.

Manchmal ist es für uns selbst und unser Umfeld wohltuend, einmal fünfe gerade sein zu lassen.

Aber natürlich ist nicht jeder Stress selbst produziert. Manchmal stellt das Leben uns vor Aufgaben, die Stress für uns bedeuten, egal, ob das im privaten Bereich oder am Arbeitsplatz stattfindet. Wichtig ist bei Stress der richtige Umgang mit den Situationen. Man kann lernen, Stress in positive Energie umzuwandeln und ihn auch loszulassen, wenn wir gerade nicht mit der Bewältigung beschäftigt sind. Wir müssen die Probleme nicht ständig aktiv in uns tragen.

Ein Fall aus der Praxis

Eine junge Frau kam wegen nervöser Störungen zu mir in die Praxis. Während des Gesprächs knibbelte sie beinahe ununterbrochen an ihren Fingern. Sie erzählte, dass sie immer wieder unter Augenzucken litt, schlecht schlafe und ein Tinnitus sie plage.
Sie arbeitete in einer Marketingagentur und plante gerade selbstständig ihr erstes großes Event. Sie freute sich sehr über das Vertrauen ihres Chefs, gleichzeitig spürte sie aber auch den Druck, der auf ihr lastete. Die vielen Bälle gleichzeitig zu jonglieren und an mehreren Stellen parallel den Überblick zu behalten brachte sie an den Rand ihrer Leistungsfähigkeit. Anrufe, Mails, persönliche Anfragen – sie wirbelte und arbeitete wie verrückt. Das war Stress.
Sie erlebte zwar die Chance, die sich ihr bot, als positiven Stress, aber der daraus entstandene Druck war zu viel, an dieser Stelle kippte es ins Negative.
Ich fragte Sie nach Pausen und Feierabend. Wie gestaltete sie ihre Freizeit? Doch da winkte die junge Frau ab. Das Projekt war einfach zu wichtig, da mussten private Angelegenheiten zurückstehen. Auch den Termin bei mir hätte sie sich eigentlich

zeitlich nicht erlauben können, musste es aber möglich machen, weil sie spürte, dass sie die nächsten Wochen ohne Hilfe nicht durchstehen würde.

Der erste Ansatz waren die Pausen. Sie nutzte das gemeinsame Essen mit den Kollegen für dienstliche Gespräche. Davon riet ich ihr dringend ab. Ich schlug ihr vor, sich eine halbe Stunde nur für sich zu nehmen. In Ruhe zu essen, spazieren zu gehen oder einfach auf einer Bank zu sitzen und durchzuatmen. Obwohl sie glaubte, nicht auf diese Zeit verzichten zu können, erklärte sie sich bereit, es zu versuchen.

Ich erklärte ihr eindringlich, wie wichtig genau diese halbe Stunde war.

Wenn sie es schaffte, die Arbeit im Büro zu lassen und ganz im Hier und Jetzt die Pause zu genießen, dann könnte sie in dieser Zeit neue Energie tanken und nach der Pause, frisch gestärkt, den Tanz wieder aufnehmen.

Der zweite Ansatz waren die Abende. Sie hetzte vom Büro nach Hause, erledigte die wichtigsten Hausarbeiten und fiel zerschlagen ins Bett, wo sie sich dann ruhelos wälzte. Das Weckerklingeln war inzwischen eine Qual.

Gemeinsam erarbeiteten wir eine Urlaubsvisualisierung, die sie nun allabendlich vor dem Schlafengehen durchführen sollte. Wir packten in das Bild von Strand und Meer auch noch einen Baum, der als Symbol für Kraft, Beständigkeit und Schutz steht.

Große Anforderungen sind Stress. Wenn Sie Spaß daran haben, ist es positiver, wenn Sie genervt sind, negativer Stress.

Als dritte Stütze zeigte ich ihr kurze Entspannungsübungen, die sie locker am Schreibtisch durchführen konnte, ohne lange die Arbeit unterbrechen zu müssen.

Mit diesen Hilfestellungen schaffte die Patientin ihre Aufgabe und gleichzeitig hatte sie gelernt, dass es nicht immer gut ist, nur nach vorne zu streben. Manchmal ist Langsamkeit der Schlüssel für das Vorankommen. Das Urlaubsbild als Visualisierung begleitete sie auch nach Monaten noch als geliebtes Einschlafritual.

Sorgen

Sorgen sind schlimm. Sorgen belasten und Sorgen rauben einem den Schlaf. Sie können sich zu richtigen Monstern entwickeln. Aber betrachten wir sie doch einmal genauer. Ist wirklich jede einzelne berechtigt? Wieso geben wir ihnen so eine Macht über uns? Ändert sich etwas am Lauf der Dinge, weil wir uns Sorgen machen? Nein.

Und genau deshalb sind Sorgen in den allermeisten Fällen komplett überflüssig. Wer auf den Lauf des Lebens vertraut, muss sich nicht sorgen.

Ganz oft sorgen wir uns über ungelegte Eier, die meistens gar nicht das Licht der Welt erblicken. Wozu? **Das Vertrauen in den Fluss des Lebens ist das beste Antisorgenmittel der Welt.** Wir geben negativen Gedanken eine unglaubliche Macht, spielen in unserer Fantasie die schlimmsten Szenarien durch. Was wäre wenn? Wie soll das nur werden? Was mache ich, wenn ...? Damit stecken wir nicht nur unsere Energie gedanklich in eine negative Entwicklung und setzen falsche Zukunftssignale. Wir rauben uns auch kostbare Lebenszeit, in der wir eigentlich allen Grund hätten, zufrieden und glücklich zu sein.

Selbstverständlich sollte man die Zukunft bei der Lebensplanung nicht außer Acht lassen und auch die Vergangenheit ist Teil unseres Seins. Doch der Schwerpunkt unserer Gedanken sollte in der Gegenwart verankert sein. Wenn Probleme auftauchen, gilt es, nicht zu viel Zeit damit zu verschwenden, sich Sorgen zu machen, sondern lieber aktiv an der Lösung zu arbeiten und die Dinge zu ändern, die nicht so sind, wie sie sein sollten.

Wenn wir etwas nicht ändern können, dann liegt es an uns, zu lernen, mit der Situation umzugehen, ohne uns dabei vor Sorgen zu grämen.

Das ist alles nicht leicht, das weiß ich sehr genau. Aber die Mühe lohnt sich. Man kann es lernen und zu einem positiven Lebensgefühl finden.

Oft entwickeln wir eine richtige Sorgenkultur. Alles und jedes wird mit sorgenvollem Blick auf die mögliche negative Entwicklung hin betrachtet. Die Energie, die wir dafür benötigen, können wir besser in positive Strategien stecken, dort ist sie viel sinnvoller eingesetzt.

In heftig stürmischen Lebenssituationen, in Momenten, in denen Orkanböen uns schier von den Füßen reißen, kann jeder nachvollziehen, dass Sorgen plötzlich eine enorme Macht bekommen und eine eigene Dynamik an den Tag legen. Aber das sind die Ausnahmen. Und sobald der erste Schrecken überwunden ist, können wir uns wieder auf unsere Stärke besinnen und an der Lösung oder am Umgang mit schwierigen Situationen arbeiten.

Im normalen Alltagssturm, bei lauem Lebenswind, ist es an uns, den Sorgen klarzumachen, wer Herr über Körper, Geist und Seele ist. Nehmen Sie Ihr Leben in die Hand und freuen Sie sich über das, was Sie haben.

Leben Sie im Hier und Jetzt, ohne Vergangenheit und Zukunft aus dem Blick zu verlieren. Ja, es mag sein, dass morgen, übermorgen, nächstes Jahr oder auch in fünf Jahren etwas geschieht, was Sie aus dem Tritt bringt. Es kann schwierig werden, anstrengend und aufreibend. Aber wenn Sie im Hier und Jetzt das schätzen und lieben, was Sie haben, dann entwickeln Sie damit die notwendige Stärke, um solche Dinge zu überstehen.

Ein Fall aus der Praxis

Eine Patientin klagte über Konzentrationsschwäche und Nervosität. Sie sagte, früher sei sie nie so empfindlich gewesen, in letzter Zeit aber nehme sie alles sehr persönlich und fühle sich oft zu Unrecht angegriffen. Natürlich hatten ihre Probleme auch Auswirkungen auf ihr Umfeld. Es kam öfter zu Streit mit ihrem Mann und ihren Kindern. Die Patientin stellte plötzlich ihr gesamtes Leben infrage. Beim Thema Schlaf zuckte sie mit den Schultern. Normalerweise sei sie eine gute Schläferin, aber seit ihr Sohn immer öfter mit seinen Freunden unterwegs war, häuften sich schlaflose Nächte. Der Sohn war 17 und einige seiner Freunde hatten bereits den Führerschein und fuhren Motorrad. Während der Junior unterwegs war, wälzte die Mutter sich ruhelos im Bett. Der Sohn ihrer Freundin war Monate zuvor tödlich verunglückt, das schürte die Angst zusätzlich. Immer wieder stand die Patientin während der Nacht auf und schlich die Treppe hinunter zum Zimmer des Sohnes. Erst wenn er wohlbehalten im Bett lag, konnte auch sie Schlaf finden.

Nun stellte sich die Frage: Was tun? Den Sohn zu Hause anzubinden schien eine schlechte Lösung.

Ich schlug eine kombinierte Behandlung mit Hypnose und autogenem Training vor, um den Ängsten die Macht zu nehmen und besser damit umgehen zu lernen.

Weil die nächtlichen Gänge in das Zimmer des Sohnes den Schlaf zusätzlich störten, erarbeiteten wir eine Strategie.

Meinen erster Vorschlag, ein Licht im Flur brennen zu lassen und der Sohn machte es dann aus, wenn er zu Hause war, erwies sich als unpraktikabel. Meine Patientin hatte sich zu diesem Zeitpunkt bereits so in ihre Angst hineingesteigert, dass sie, sobald sie bemerkte, dass es im Flur dunkel war, aufstehen musste, um zu kontrollieren, ob die Glühbirne auch nicht defekt war.

Im zweiten Anlauf entschieden wir uns für ein Stofftier, das der Junge, sobald er zu Hause war, der Mutter auf den Nachttisch legte. Wenn sie dann aus ihrem unruhigen Leichtschlaf aufwachte und das Stofftier liegen sah, konnte sie ganz beruhigt die Angst loslassen und richtig einschlafen.

Es dauerte einige Monate, aber irgendwann erzählte sie mir, dass sie immer öfter gar nicht mehr nach dem Stofftier schaue, sondern vorher schon richtig einschliefe und die Angst nur noch ein kleines zahmes Tier sei, keine reißende Bestie mehr.

Gesundheitliche Störungen

Manchmal stehen körperliche oder seelische Krankheiten einem guten Schlaf im Weg. Das sollte man nicht auf die leichte Schulter nehmen. Symptome, die unser Wohlbefinden beeinträchtigen, sollten immer durch einen Arzt oder Heilpraktiker abgeklärt und auch behandelt werden. Manche Probleme kann der Patient ganz gut selbst in den Griff bekommen, bei anderen benötigt er therapeutische Unterstützung.

Auch vermeintlich harmlose gesundheitliche Beeinträchtigungen sollten ernst genommen werden.

Mein Rat: Warten Sie nicht zu lange mit dem Gang zum Arzt oder Heilpraktiker. Beschwerden lassen sich oft direkt nach dem Auftreten einfacher behandeln, als wenn sie sich manifestiert haben und vielleicht schon Folgebeschwerden dazugekommen sind.

Oft tritt eine Schlafstörung zusammen mit einer anderen Grunderkrankung auf. Es ist gut, den Ursachen auf den Grund zu gehen, so kann die Behandlung gleichzeitig symptomatisch und ursächlich angesetzt werden. Auf diese Weise erhöht sich die Erfolgschance erheblich.

Restless Legs

Diese Krankheit, auch Unruhige-Beine-Syndrom genannt, tritt überwiegend auf, wenn der Körper zur Ruhe kommt. Es kommt – meist in den Beinen – zu Ziehen, Kribbeln und Reißen. Seltener sind auch die Arme betroffen und ganz selten auch der Brustraum. Die Symptome werden von Mensch zu Mensch sehr unterschiedlich erlebt, sie treten an beiden Beinen, nur einseitig oder abwechselnd auf. Bei der Intensität findet man bei Betroffenen Aussagen von leicht bis zu beinahe unerträglich.

Die Symptome hören nur auf, wenn die Beine bewegt werden. Deshalb ist es auch ganz klar, dass Betroffene über Schlafstörungen klagen. Immer dann, wenn sie in die Ruhe kommen, beginnt das Martyrium.

Es handelt sich bei den unruhigen Beinen um ein neurologisches Problem. Vermutet wird ein Fehler bei der Übertragung von Nervenimpulsen.

Was genau dieses Syndrom auslöst, ist noch nicht geklärt. Es gibt eine genetische Disposition, hier treten die Symptome ohne erkennbaren Auslöser auf. Aber sie können sich auch infolge einer Grunderkrankung oder als Nebenwirkung bestimmter Medikamente manifestieren.

Bei der Mehrzahl der Betroffenen muss das Syndrom nicht behandelt werden. Nur wenn die Symptome sehr stark sind, ist eine Therapie notwendig.

Die Krankheit ist nicht lebensbedrohlich, aber sie schränkt die Lebensqualität erheblich ein.

Mit einfachen Mitteln können Sie vielleicht zur Ruhe kommen, ein Versuch lohnt sich auf jeden Fall, auch wenn nicht jeder gleich gut anspricht.

Verzichten Sie auf Nikotin, Koffein und Alkohol und sorgen Sie für eine ruhige, entspannte Atmosphäre.

Maßnahmen vor dem Zubettgehen:

- Kaltes Fußbad
- Spaziergang
- Dehnübungen
- Wadenmassage mit beruhigendem Öl, zum Beispiel Lavendel

Wenn Sie dann im Bett liegen, können Sie über Entspannungs- oder Konzentrationsübungen an Ihrer Ruhe arbeiten. Auch Heilreisen und Visualisierungen sind sehr gut geeignet. Probieren Sie verschiedene Ansätze aus, dann werden Sie ganz sicher Ihren Weg finden.

Schlafapnoe

Schlafapnoe bedeutet Atemaussetzer im Schlaf. Das ist ein schleichender, gefährlicher und oft unterschätzter Feind. Durch versperrte Luftwege und die daraus entstehenden Atempausen kommt es zu einer Sauerstoffunterversorgung. Der Körper reagiert mit verstärkter Atembemühung. Die Herzfrequenz steigt, ebenso die Muskelspannung und der Blutdruck. Das ist ein Weckimpuls. Viele Atemaussetzer bedeuten also, vielfach geweckt zu werden. Dadurch wird der Schlaf nachhaltig gestört, der gesunde Schlafzyklus wird unterbrochen. Die Folge ist eine ausgeprägte Tagesmüdigkeit, obwohl vermeintlich ausreichend geschlafen wurde. Auch der gefürchtete Sekundenschlaf kann auftreten. Besonders bei monotonen Tätigkeiten wie einer längeren Autofahrt kann der Körper sich nicht mehr gegen das Schlafbedürfnis wehren und das Bewusstsein sackt für einige Sekunden weg. Das kann fatale Folgen haben.

Häufig wissen die Betroffenen nichts von ihrem Problem. Besonders bei Menschen, die alleine schlafen, bleibt die Gefahr oft lange unerkannt.

Mögliche Ursachen für Schlafapnoe

- Verengung der Atemwege
- Übergewicht
- Alkohol
- Medikamente
- Allergien
- Infektionen der Atemwege
- Anatomische Veränderungen des Kieferbereichs
- Eine vergrößerte Zunge

Neben der Tagesmüdigkeit, die für sich genommen schon eine deutliche Einschränkung darstellt, kann eine lang anhaltende Schlafapnoe auch schwerwiegende Langzeitfolgen haben.

Dazu gehören unter anderem Störungen der Herzdurchblutung, Herzrhythmusstörungen, Bluthochdruck und ein erhöhtes Risiko, einen Schlaganfall zu erleiden.

Wenn Sie den Verdacht haben, vielleicht unter Schlafapnoe zu leiden, dann sprechen Sie mit Ihrem Arzt darüber.

Vielleicht rät er Ihnen, sich in einem Schlaflabor vorzustellen, um dem Problem auf den Grund zu gehen.

Tinnitus

Wenn es in Ihrem Ohr pfeift, brummt, rauscht oder zischt, ohne dass eine äußere Geräuschquelle vorliegt, dann leiden Sie unter einem Tinnitus.

Das Geräusch ist von Mensch zu Mensch unterschiedlich und geht von tiefem Brummen bis zu hohem Pfeifen. Es kann ein Dauerton sein oder mit Pausen auftreten. Manchmal taucht der

Tinnitus nur für eine begrenzte Zeit auf, andere leiden Monate und Jahre darunter. Wenn das Symptom länger als drei Monate anhält, spricht man von einem chronischen Tinnitus.

Eines ist aber allen Geräuschen gemeinsam. Sie zerren an den Nerven der Betroffenen.

Tinnitus ist keine Krankheit, sondern ein Symptom. Die Ursachen für die Geräusche sind sehr unterschiedlich. Es können körperliche Gründe wie Verspannungen im Hals- und Nackenbereich, Erkältungen oder Ohrerkrankungen vorliegen, aber auch seelische Probleme manifestieren sich oft in einem nervtötenden Piepen. Häufig ist Stress der Auslöser, deshalb sollte man auch, wenn man ein Ohrgeräusch wahrnimmt, als Erstmaßnahme das Tempo aus dem Alltag nehmen. Gehen Sie einen Schritt zurück, entspannen Sie und atmen Sie durch. Oft genügt eine solche Pause bereits, um das Sirren und Pfeifen wieder loszuwerden.

Wenn das Ohrgeräusch länger als drei Tage bleibt, sollten Sie das medizinisch abklären lassen.

Es liegt auf der Hand, dass ein Geräusch – egal, ob es von außen kommt oder im Ohr selbst produziert wird – unseren Schlaf stört. Das Piepsen nervt, dadurch erhöht sich der Stresspegel. So lässt es sich schlecht einschlafen. Der fehlende Schlaf verschlimmert die Situation weiter, Sie sind in einer Teufelsspirale, die sich immer weiter hochschraubt.

Aber Sie haben auch Mittel, um dem Ganzen ein Ende zu setzen. Entweder dadurch, dass die Ursache für den Tinnitus geklärt und die Grundproblematik behandelt wird. Oder aber durch Ihren Umgang mit dem Ton im Ohr.

Selbstverständlich ist es nicht leicht, aber wenn man aufhört, den Tinnitus als Feind zu empfinden, wenn man ihm die Macht nimmt, indem man sich nicht mehr von dem Pfeifen nerven lässt, sondern es ganz gelassen als Teil seines Selbst annimmt, kann man ganz viel tun, um auch mit einem Tinnitus ein zufriedenes Leben zu führen und auch ausreichend guten Schlaf zu bekommen.

Mögliche Strategien für einen gesunden Umgang mit Tinnitus

Ablenkung
Machen Sie sich das Leben schön. Genießen Sie, lachen Sie und bleiben Sie aktiv.

Musik
Entspannende Musik kann sehr wohltuend sein und das Ohrgeräusch in den Hintergrund drängen.

Hörbücher
Hier haben Sie eine doppelte Wirkung. Einmal das Geräusch, das den Tinnitus überlagern kann, zum anderen die Konzentration auf die Geschichte, die Sie von dem Gedanken an den Tinnitus ablenkt.

Heilreisen
Mit der für Sie passenden Heilreise können Sie zur Ruhe kommen und neue Kraft tanken. Reise für Reise geben Sie Ihrem Unterbewusstsein ein positives Signal.
Symbole, die bei Tinnitus hilfreich sein können, sind zum Beispiel:
Adler – stärkt den Mut und bringt Klarheit
Baum – stärkt, schützt und gibt Lebenskraft

Haus – steht für Schutz und Ordnung
Om (Aum) – bringt Frieden und Liebe, stärkt die Lebensenergie
Regenbogen – steht für Versöhnung, Hoffnung und Ganzheit
Stern – schenkt Trost und Hoffnung
Wasserfall – sorgt für eine energetische Reinigung und Klärung
Es gibt noch eine Vielzahl weiterer Symbole. Wichtig ist, dass Sie sich darüber im Klaren sind, an welchem Thema Sie arbeiten wollen. Sie können direkt bei den Emotionen ansetzen, die durch den Tinnitus ausgelöst werden. Es ist aber auch möglich, nach den Ursachen zu schauen und dort einen Ansatzpunkt zu wählen. Vielleicht sind Sie ein Perfektionist und weil Sie Ihren eigenen Ansprüchen kaum gerecht werden können, entsteht Stress. Dieser ist in dem Fall dann der Auslöser für den Tinnitus. Ein guter Ansatz wäre in diesem Beispiel der Perfektionismus. Wenn Sie es schaffen, die Dinge etwas lockerer zu nehmen, reduzieren Sie den Stress und der Tinnitus kann vielleicht weniger werden oder sogar verschwinden.

Oder es fällt Ihnen schwer, Nein zu sagen. Dadurch kommen Sie unter Druck, weil Sie niemanden enttäuschen wollen. Wieder ist es der Stress, der letztlich den Tinnitus auslöst. Möglicher Ansatz in diesem Fall: Das Neinsagen lernen. Das wird Ihnen nicht nur in Bezug auf den Tinnitus guttun.

Bachblüten

Eine mit Heilreisen begonnene Persönlichkeitsarbeit lässt sich sehr gut mit Bachblüten unterstützen. Sie können sich eine persönliche Mischung von Ihrem Heilpraktiker zusammenstellen lassen oder auf fertige themenbezogene Kombipräparate zurückgreifen.

Entspannungsübungen

Egal, ob autogenes Training, Qigong oder Yoga. Alles, was Ihre Nerven beruhigt, ist gut. Je öfter Sie Entspannungsübungen durchführen, desto leichter wird es Ihnen fallen. Ihr Körper reagiert mit der Zeit immer leichter auf den Loslassbefehl. Genießen Sie das neue Lebensgefühl, wenn Sie entspannt Ihren Alltag meistern.

Lärmvermeidung

Ihre Ohren haben mit dem Tinnitus genug zu tun, sorgen Sie dafür, dass keine zusätzliche Belastung auftritt.

Wechseljahrsbeschwerden

Wechseljahre sind keine Krankheit und je besser wir die Veränderungen akzeptieren, desto leichter fällt die Umstellung. Doch auch wenn es sich um vollkommen normale und naturgegebene Vorgänge handelt, kann dennoch ein enormer Leidensdruck entstehen. Das ist zum Teil auch durch unsere Gesellschaft vorgegeben. Wir können uns meist nicht einfach rausnehmen und sagen, jetzt geht es mir gerade nicht gut, ich brauche eine Weile für mich. Was soll man tun, wenn man in einer wichtigen Besprechung sitzt, einen Vortrag hält oder auf andere Weise im Alltag eingebunden ist und der Körper in so einem Moment einen Schwall Hitze durch einen hindurchjagt, die Hände zittern lässt oder ein Gefühl plötzlicher Unsicherheit nach oben schwappt? Besonders nachts leiden viele Frauen unter Hitzewallungen und Unruhe.

Aber man muss wegen dieser Symptome nicht gleich zur Hormonkeule greifen. Es gibt sehr viele gute Wege, um mit den Wechseljahren und ihren zum Teil unangenehmen Begleiterscheinungen umzugehen. In vorderster Linie stehen Entspannungsübungen, Visualisierungen und Heilreisen.

Wichtig ist, dass Sie sich dem Wechsel öffnen und ihn mit Freude annehmen. Das ist nicht ganz einfach, denn für die meisten Frauen schwingt bei dem Wort Wechseljahre unweigerlich »ich werde alt« mit, und das ist negativ belegt. Das muss nicht sein. Altwerden gehört zum Leben dazu. Es liegt an Ihnen, daraus eine bereichernde Erfahrung zu machen und diese Zeit glücklich und vital zu erleben.

Wenn es Ihnen sehr schwerfällt, das anzunehmen, können Sie sich mit Bachblüten den Wechsel der Lebensabschnitte etwas erleichtern.

Es gibt auch einige Naturheilmittel und Heilkräuter, die Sie in dieser Lebensphase unterstützen können. Zum Beispiel ein Tee aus Salbei und Rosenblüten. Trinken Sie über mehrere Wochen drei bis vier Tassen über den Tag verteilt. Die Zusammensetzung können Sie nach Ihrem persönlichen Geschmack wählen. Manchen Menschen genügen schon einige Rosenblütenblätter. Wenn das Aroma zu intensiv wird, mögen sie es nicht mehr. Anderen kann es nicht rosig genug sein.

Die wichtigsten Faktoren für einen guten Schlaf im Überblick:

- Das Bett mit Gestell, Rost und Matratze
- Bettzeug
- Bettbezüge
- Schlafbekleidung
- Umwelteinflüsse
- Erdstrahlen
- Himmelsrichtung
- Raumklima
- Störquellen

Entspannung für eine gute Nacht

Viele Wege führen in die Entspannung

Manchmal fällt es schwer, den Tag loszulassen und die Nacht willkommen zu heißen. Dann ist es wunderbar, wenn Sie einfache Mittel zur Hand haben, mit denen Sie in die Entspannung finden können. Welche Methode für Sie die richtige ist, können nur Sie selbst herausfinden. Lassen Sie sich dabei Zeit. Auch wenn es nicht beim ersten oder zweiten Mal klappt, kann es dennoch der richtige Weg sein. Suchen Sie sich die Methode aus, die Ihnen auf Anhieb am stärksten zusagt, und üben Sie die Technik regelmäßig vor dem Schlafen. Bleiben Sie dabei geduldig mit sich selbst und geben Sie sich einige Wochen Zeit, bis Sie entweder den Dreh raushaben und bei dieser Technik bleiben oder vielleicht doch noch etwas anderes ausprobieren.

Wenn Sie mehrere Techniken beherrschen, können Sie auch abwechseln und ganz nach dem jeweiligen Gefühl entscheiden.

Es gibt eine Vielzahl von Methoden, mit denen Sie leicht und schnell in die Ruhe finden können. Auf den nächsten Seiten finden Sie eine Auswahl.

Heilreisen

Mit Heilreisen geben Sie Ihrem Unterbewusstsein über positive Bilder und Vorstellungen Impulse, um mögliche Blockaden zu lösen und Strukturen, die Ihnen nicht guttun, aufzubrechen. Über Symbole, die in diese Reisen eingearbeitet sind, werden sanfte heilende Schwingungen freigesetzt und das Unterbewusstsein aktiviert.

Früher haben die Geschichtenerzähler ihre Zuhörer in ihren Bann geschlagen, sie haben sie in eine fremde Welt mitgenommen. Dabei wurden alleine über die Vorstellungskraft ganz besondere Energien freigesetzt, die Zuhörer wurden verzaubert. Heilreisen haben eine ähnliche Wirkung.

Solche Reisen sollten immer in einem möglichst entspannten Zustand durchgeführt werden, da so das Unterbewusstsein besonders empfänglich ist und die Impulse leichter aufnimmt und mit der Umsetzung beginnt.

Über die Symbole können Sie gezielt die Themen aufgreifen, die Ihnen im täglichen Leben Probleme bereiten, Sie daran hindern, gut zu schlafen. Und während Sie so an Ihrer Persönlichkeit arbeiten, genießen Sie gleichzeitig die Ruhe und Entspannung. Es ist eine Reise, ohne dass Sie dafür den Ort wechseln müssten.

Jede Heilreise besteht aus drei Teilen: Entspannung, Imagination, Auflösung. Die Auflösung kann eine Aktivierung sein, um wieder fit und frisch am Alltagsgeschehen teilnehmen zu können. Man kann die Heilreise aber auch einfach auflösen, indem man von der Imagination in einen entspannten Schlaf gleitet. Diese Variante wird bei den Heilreisen in diesem Buch gewählt.

Aber bevor es um die Auflösung geht, kommt zuerst der Weg in die Entspannung. Letztlich ist es unerheblich, wie Sie in die Ruhe finden. Probieren Sie verschiedene Techniken aus, dann werden Sie ganz sicher bald Ihre Lieblingsentspannungsübung gefunden haben. Einige Techniken werden Ihnen auf den folgenden Seiten vorgestellt. Gut ist es, wenn Sie bei einer gut funktionierenden Technik bleiben. Je ritualisierter Sie mit einer Heilreise beginnen, desto einfacher kommen Sie in den Ruhemodus. Mit jedem Mal wird es Ihnen leichter fallen, sich zu entspannen, den Stress und den Alltag loszulassen und sich ganz auf das Hier und Jetzt zu konzentrieren.

Ich habe für Heilreisen eine kleine einfache Entspannungsübung ausgearbeitet, bei der Körper, Geist und Seele angesprochen werden.

1. Phase der Heilreise – Entspannung

Legen Sie sich gemütlich in Rückenlage in Ihr Bett. Sorgen Sie dafür, dass Sie nicht gestört werden, schalten Sie also das Handy aus und sagen Sie gegebenenfalls Ihrer Familie Bescheid, dass Sie die nächste halbe Stunde nicht gestört werden wollen. Auch ein Zettel an der Tür »Ich entspanne, bitte nicht stören« kann nützlich sein.

Decken Sie sich zu, im Laufe der Entspannung kühlt der Körper aus und frieren ist für die Entspannung kontraproduktiv.

(Die Übung ist in der Ich-Form geschrieben)
Ich schließe meine Augen und werde mir der Auflagefläche meines Körpers bewusst. Ich atme ruhig ein und aus und gehe mit jedem Atemzug weiter in die Ruhe. Ich nehme mir dafür Zeit und lasse den

Alltag los. Alles, was mich beschäftigt, lasse ich in Liebe gehen. Jetzt zählt nur der Moment, der ganz mir und meiner Entspannung gehört. Je weniger Aufmerksamkeit ich meinen Gedanken und den aufkommenden Bildern schenke, desto schneller verschwinden sie wieder. Ich komme voll und ganz in die Ruhe und genieße das Gefühl der Entspannung.

Sie können die Gedanken auch einem Fluss übergeben oder sich vorstellen, wie sie weiterziehen, wie Wolken am Himmel.

Falls Sie gar nicht loslassen können, weil ständig der Einkaufszettel, eine Idee oder ein »Das darf ich nicht vergessen« in Ihnen auftaucht, dann unterbrechen Sie die Entspannung noch einmal kurz und notieren Sie sich die Punkte. Jetzt haben Sie die Sicherheit, nichts zu vergessen, und können loslassen. Beginnen Sie erneut mit der Entspannungsübung.

Wenn Sie spüren, dass Sie sich wohl und entspannt fühlen, beginnen Sie mit der eigentlichen Heilreise.

2. Phase der Heilreise – Visualisierung
Ideen für Heilreisen finden Sie ab Seite 101.

Während der Imagination halten Sie immer wieder inne und werden sich der Ruhe und Entspannung bewusst. Nehmen Sie die Lockerheit und Entspannung in Liebe an und freuen Sie sich darüber. Wenn während Ihrer Heilreise Bilder oder Emotionen in Ihnen hochkommen, dann lassen Sie das einfach zu. Beobachten Sie, was Ihr Unterbewusstsein Ihnen präsentiert.

3. Phase – Auflösung

Am Ende Ihrer Heilreise drehen Sie sich ganz entspannt in Ihre Schlafposition und gleiten sacht in einen erholsamen Schlaf.

Heilreise zur Beruhigung

Das ist eine gute Reise für Menschen, die unter Stress stehen und denen die Last der Aufgaben kaum Zeit zum Durchatmen lässt. Beginnen Sie mit der Entspannungsübung. Wählen Sie, wie Sie zur Ruhe kommen wollen. Sie können die kleine Einleitung wählen, die der Heilreise hier vorangestellt ist. Aber natürlich ist auch jede andere Technik vollkommen in Ordnung. Egal, ob Atemübung, autogenes Training oder eine Konzentrationsübung – wichtig ist, dass Sie sich wohlfühlen und in einen entspannten Zustand kommen. Finden Sie Ihr persönliches Entspannungsritual.

Ich schließe meine Augen und werde mir der Auflagefläche meines Körpers bewusst. Ich atme ruhig ein und aus und gehe mit jedem Atemzug weiter in die Ruhe. Ich nehme mir dafür Zeit und lasse den Alltag los. Alles, was mich beschäftigt, lasse ich in Liebe gehen. Jetzt zählt nur der Moment, der ganz mir und meiner Entspannung gehört. Je weniger Aufmerksamkeit ich meinen Gedanken und den aufkommenden Bildern schenke, desto schneller verschwinden sie wieder. Ich komme voll und ganz in die Ruhe und genieße das Gefühl der Entspannung.

Wenn Sie sich ausreichend entspannt fühlen, dann starten Sie mit der Heilreise und genießen Sie die kurze Auszeit.

In meiner Vorstellung gehe ich in der Abenddämmerung über eine Wiese. Ich streife langsam durch das Gras und genieße die Ruhe. Nur ein paar Vögel zwitschern und irgendwo höre ich Wasser plätschern. Ich folge diesem Geräusch und komme an einen See. Ein kleiner Wasserfall ergießt sich in den See. Am Ufer stehen ein paar Bäume. Es ist friedlich. Friedlich und einladend.

Ich setze mich ans Ufer und strecke meine Beine ins Wasser. Sanft plätschert das Wasser um meine Beine herum, während ich es einfach nur genieße, hier zu sitzen.

Wenn mich die Lust überkommt, kann ich auch die Kleider vom Körper streifen und nackt in das Wasser eintauchen. Ich kann mich treiben lassen, tauchen, schwimmen und vergnügt im Wasser spielen.

Ein sanfter Windhauch bewegt die Blätter der umstehenden Bäume. Sie scheinen mir zu winken, sich an meinem Treiben zu erfreuen.

Falls ich keine Lust habe zu schwimmen, bleibe ich einfach weiter am Ufer sitzen und genieße den Anblick des Sees. Ich nehme alles in mich auf. Den Geruch der Natur, das satte Grün der Wiesen, die kraftvolle Ausstrahlung der Bäume, das erfrischende Gefühl des um mich herum plätschernden Wassers. Ich höre die Vögel, sehe den Wolken zu, die am Himmel vorüberziehen. Dieser Moment gehört mir. Ich verweile hier am See und genieße mit all meinen Sinnen. Ich atme tief durch und fühle die Ruhe, die mich in ihre Arme nimmt.

Nun lösen Sie die Vorstellung langsam auf und gleiten in den Schlaf. Natürlich können Sie auch ein aktives Ende wählen, wenn Sie im Anschluss an die Übung wieder fit und aktiv sein wollen. Sorgen Sie dann dafür, dass Sie vollkommen wach und klar sind, bevor Sie wieder am Tagesgeschehen teilnehmen.

Wenn ich mich bereit fühle, dann lasse ich das Bild meiner Vorstellung langsam los. Ich drehe mich zur Seite und kuschle mich in mein Kissen. Ich lasse die Bilder in mir nachwirken und genieße das wunderbare Gefühl, in dem ich mich nun befinde. Ganz entspannt gleite ich in einen ruhigen und tiefen Schlaf.

Heilreisen in den Alltag einbauen

Heilreisen können Sie auch tagsüber und als kurze Alltagspausen durchführen. Achten Sie dabei am Ende auf eine ausreichende Rücknahme. Sie müssen richtig wach und klar sein, bevor Sie wieder zum Alltag übergehen. Testen Sie, ob Sie sich konzentrieren können. Wissen Sie, welcher Wochentag ist? Kennen Sie Ihren Geburtstag? Etwas kühles Wasser, das Sie über die Handgelenke laufen lassen, kann helfen, wieder vollständig aus der Entspannung zurückzukommen.

Heilreise für das Loslassen

Mit dieser Reise können Sie den Tag leichter loslassen. Sie stärkt das Vertrauen in den Lauf des Lebens und hilft Ihnen, entspannt zu bleiben. Auch wenn Sie immer das Gefühl brauchen, alles kontrollieren zu können, kann Ihnen diese Reise Stück für Stück zu mehr Gelassenheit verhelfen.

Beginnen Sie mit der Entspannungsübung. Wählen Sie, wie Sie zur Ruhe kommen wollen. Sie können die kleine Einleitung wählen, die der Heilreise hier vorangestellt ist. Aber natürlich ist auch jede andere Technik vollkommen in Ordnung. Egal, ob Atemübung, autogenes Training oder eine Konzentrationsübung – wichtig ist, dass Sie sich wohlfühlen und in einen entspannten Zustand kommen. Finden Sie Ihr persönliches Entspannungsritual.

Ich schließe meine Augen und werde mir der Auflagefläche meines Körpers bewusst. Ich atme ruhig ein und aus und gehe mit jedem Atemzug weiter in die Ruhe. Ich nehme mir dafür Zeit und lasse den Alltag los. Alles, was mich beschäftigt, lasse ich in Liebe gehen. Jetzt zählt nur der Moment, der ganz mir und meiner Entspannung gehört. Je weniger Aufmerksamkeit ich meinen Gedanken und den aufkommenden Bildern schenke, desto schneller verschwinden sie wieder. Ich komme voll und ganz in die Ruhe und genieße das Gefühl der Entspannung.

Wenn Sie sich ausreichend entspannt fühlen, dann starten Sie mit der Heilreise und genießen Sie die kurze Auszeit.

In meiner Vorstellung sitze ich auf einem Fels. Über mir ziehen Wolken vorüber. Ganz nah bei mir sitzt ein Adler. Er ist mir zugewandt. Ich kann ihn streicheln, kann meine Hände über seine Federn gleiten lassen. Es ist ein stolzer Vogel. Ich betrachte ihn, bewundere seine Kraft, seine Stärke und seinen Mut. Denn Mut braucht es ganz sicher, um hoch oben am Himmel Kreise zu ziehen und mit Wind und Wetter zu tanzen. Elegant und kraftvoll. Wissend blickt der Adler mich an. Sein Blick berührt meine Seele. Es ist eine Ehre, dieses stolze Tier so nah bei mir haben zu können, gemeinsam mit dem Adler auf diesem Felsen zu sitzen, während die Wolken über uns vorüberziehen. Neben dem Adler entdecke ich ein in den Stein gearbeitetes Zeichen. Ein Pentagramm. Ich betrachte es, fahre mit meinen Fingern die Linien entlang und nehme die Energie des Zeichens auf.

So sitzen wir auf dem Felsen, der Adler und ich, und ich spüre die Verbindung, die zwischen uns besteht. Ich genieße seine Stärke, seine Ausstrahlung und betrachte zwischendurch das Pentagramm. Irgendwann breitet der Adler seine Schwingen aus und erhebt sich in den Himmel. Er dreht einige Kreise über mir, lässt einen heiseren Ruf erklingen, einen letzten Gruß, dann schraubt er sich immer höher in die Lüfte, bis ich nur noch einen Punkt am Himmel sehe. Ich atme tief durch und bin dankbar für die Zeit, die ich hier mit dem Adler verbringen durfte.

Nun lösen Sie die Vorstellung langsam auf und gleiten in den Schlaf. Natürlich können Sie auch ein aktives Ende wählen, wenn Sie im Anschluss an die Übung wieder fit und aktiv sein wollen. Sorgen Sie dann dafür, dass Sie vollkommen wach und klar sind, bevor Sie wieder am Tagesgeschehen teilnehmen.

Wenn ich mich bereit fühle, dann lasse ich das Bild meiner Vorstellung langsam los. Ich drehe mich zur Seite und kuschle mich in mein Kissen. Ich lasse die Bilder in mir nachwirken und genieße das wunderbare Gefühl, in dem ich mich nun befinde. Ganz entspannt gleite ich in einen ruhigen und tiefen Schlaf.

Autogenes Training

Das autogene Training ist eine einfache, aber sehr effektive Methode, Einfluss auf das eigene Befinden zu nehmen. Schnell und unkompliziert hat man immer und jederzeit ein Mittel an der Hand, um sich zu beruhigen. Dabei wirken die auf den Körper abgestimmten Formeln des autogenen Trainings ganz automatisch auch auf Geist und Seele.

Vertiefen kann man die geistig-seelische Wirkung noch, indem man während der Entspannungsphase mit Formeln, Affirmationen oder Symbolen arbeitet. In dieser Phase kann man auch sehr wirkungsvoll Heilreisen anwenden.

Aber lassen Sie uns einen Schritt nach dem anderen tun. Beginnen wir mit den Grundübungen des autogenen Trainings. Wenn Sie das autogene Training noch nicht beherrschen, dann lassen Sie sich Zeit, sich an diese Art der Entspannung und Autosuggestion zu gewöhnen. Üben Sie anfangs nur kurz und arbeiten Sie sich Formel für Formel voran.

Das heißt, die ersten Übungseinheiten beinhalten bei Anfängern nur die Entspannung und die erste Formel. Dann kommt auch schon wieder die Rücknahme – die Übung ist beendet. Erst wenn Sie sich sicher und wohlfühlen und die Schwere wahrnehmen können, die durch die erste Formel suggeriert wird, erweitern Sie Ihre Übung um die nächste Formel. Zu der Schwere kommt die Wärme.

Im autogenen Training wird nichts, alles ist

Eine Besonderheit beim autogenen Training ist die Annahme des Zustands. Es soll gedanklich kein Prozess in Gang gesetzt werden, sondern man geht von Anfang an von dem gewünschten Zustand aus. Das ist zu Beginn vielleicht etwas ungewohnt. Wenn Sie zum Beispiel kalte Hände und Füße haben und sich selbst suggerieren »Meine Arme und Beine sind ganz warm«, mag Ihnen das unlogisch erscheinen.

Lassen Sie sich davon nicht beirren. Genau so soll die Formel sein. Über die Suggestion des gewollten Zustands als Tatsache überlisten Sie Ihr Unterbewusstsein. Der Körper folgt Ihrem Bild und versucht, diese suggerierte Realität herzustellen. Und das ganz ohne Ihr Zutun.

Die Übungen des autogenen Trainings in der Praxis

Sorgen Sie für ein angenehmes und ruhiges Umfeld. Mögliche Störquellen wie Handys, Fernseher oder Radio sollten nach Möglichkeit ausgeschaltet sein.

Nun legen Sie sich hin. Ganz bequem und so entspannt wie möglich. Sie sollen sich wohlfühlen. Decken Sie sich zu, durch die Entspannung erweitern sich die Gefäße und es kann sein, dass Ihnen schneller als gewohnt kalt wird.

Liegend fällt die Entspannung meist leichter. Autogenes Training kann man aber auch im Sitzen durchführen.

Schließen Sie die Augen und werden Sie sich Ihres Körpers und der Auflagefläche bewusst. Atmen Sie einige Male tief durch. Ganz ruhig und entspannt. Vielleicht spüren Sie dabei bereits, wie Sie zur Ruhe kommen. Wie die Anspannung des Alltags sich in Wohlbefinden auflöst.

Möglicherweise kreisen Ihre Gedanken noch um Alltagsdinge, vielleicht tauchen auch Bilder auf, die sich in den Vordergrund drängen wollen. Das ist vollkommen in Ordnung. Bleiben Sie ruhig und entspannt und lassen Sie alles in Liebe los. Je gelassener Sie auf diese Gedanken und Bilder reagieren, desto einfacher werden sie verschwinden.

Vielleicht hilft Ihnen eine Visualisierung dabei? Sie könnten sich vorstellen, wie Sie die Gedanken und Bilder einem Fluss übergeben und zusehen, wie sie langsam auf den Wellen davontreiben.

Oder Sie stellen sich einen Himmel vor mit vorüberziehenden Wolken. Diesen Wolken vertrauen Sie nun Ihre Gedanken und Bilder an und lassen sie davonziehen.

Wenn Sie in der Entspannung sind, starten Sie mit der ersten Formel.

Ich bin ruhig und entspannt.

Wiederholen Sie diese Formel einige Male und fühlen Sie in Ihren Körper. Spüren Sie, wie die Ruhe und Entspannung sich in Ihnen ausbreitet. Genießen Sie das Gefühl der Ruhe und Entspannung. Atmen Sie ganz ruhig weiter und lassen Sie alles los. Jetzt ist nichts wichtig, nur dieser Moment der Ruhe und Entspannung. Wenn Sie sich entspannt fühlen, können Sie zur zweiten Formel übergehen.

Meine Arme und Beine sind angenehm schwer. Angenehme Schwere erfüllt meinen ganzen Körper.

Tipp für Einsteiger

Wenn Sie noch keine Erfahrung mit autogenem Training haben, können Sie die Formeln für Arme und Beine erst einmal aufsplitten. Sie üben dann: Mein rechter Arm ist ..., mein linker Arm ist ..., mein rechtes Bein ist ..., mein linkes Bein ist ... Wenn Sie einmal durch sind, nehmen Sie die Formel: Meine Arme und Beine sind ... Lassen Sie sich Zeit. Liebe und Geduld mit sich selbst zu haben ist ein guter Weg zur Entspannung.

Lassen Sie sich Zeit. Versuchen Sie nichts zu erzwingen. Das Gefühl der Schwere wird sich einstellen, ganz sicher. Je öfter Sie diese Übung durchführen, desto leichter wird es Ihnen fallen, die Schwere wahrzunehmen. Sehr geübte Personen müssen nur an die Schwere denken, ohne überhaupt die Formel gedanklich zu formulieren, und schon reagiert der Körper.

Gönnen Sie sich etwas Zeit, um ganz entspannt und in Ruhe das Gefühl der Schwere auszukosten.

Nun können Sie mit der nächsten Formel weitermachen.

Meine Arme und Beine sind angenehm warm. Angenehme Wärme erfüllt meinen ganzen Körper.

Die Wärme wird wie von selbst in Ihre Arme und Beine strömen, Sie werden es spüren. Das Fühlen von Schwere und Wärme verstärkt die Entspannung. Lassen Sie Ihren ganzen Körper von Wärme durchfluten und genießen Sie dieses Gefühl. Um die Übungen zu verstärken, können Sie auch noch einmal die Schwere in Ihre Gedanken mit aufnehmen.

Meine Arme und Beine sind angenehm schwer und angenehm warm.

Das können Sie immer wieder einsetzen, um die Entspannung zu vertiefen und in dem Körpergefühl zu bleiben.

Nachdem Sie das Gefühl der Schwere und Wärme eine Weile genossen haben, gehen Sie weiter zur nächsten Formel:

Mein Atem fließt ruhig und regelmäßig. Es atmet mich.

Diese vermeintlich einfache Übung ist tricky. Sobald man die Aufmerksamkeit auf den Atem lenkt, atmet man nicht mehr leicht und automatisch, sondern wird sich des Vorgangs bewusst und muss dann ganz bewusst loslassen. Einfach fühlen, wie es geschieht. Ohne durch Muskelanspannung oder extra tiefes Atmen einzugreifen.

Bleiben Sie locker und versuchen Sie, keinen Einfluss zu nehmen. Ihr Atem kommt und geht ganz von selbst. Falls Ihnen dieses absichtslose Beobachten nicht sofort gelingt, bleiben Sie trotzdem gelassen und vertrauen Sie auf sich selbst. Bald wird die Übung ganz einfach sein. Der Atem trägt Sie und es ist ein wunderbares Gefühl.

Mein Bauchraum ist angenehm warm und entspannt.

Im Bauch sitzen unsere Gefühle. Er ist die Zentrale der Emotionen. Sicher kennen Sie den Stein im Bauch, wenn Sie geschockt sind, Sorgen, Stress oder Probleme haben. Streit schlägt uns auf den Magen. Hier sitzt das Bauchchakra, der Solarplexus. Deshalb ist der Bauchraum auch eine wichtige Station bei der Entspannung. Können wir dort Ruhe hineinbringen, wirkt sich das auf den gesamten Körper und die Seele aus. Um ganz in dieses Gefühl hineinzukommen, können Sie sich eine Wärmflasche vorstellen, die auf Ihrem Bauch liegt. Die Wärme tut Ihnen gut. Lassen Sie sich hineinfallen in die Ruhe und Entspannung, in die Schwere und Wärme.

Nun üben Sie mit der nächsten Formel weiter.

Mein Herz schlägt ruhig und regelmäßig, mein Brustkorb ist weit und frei.

Das ist eine Übung, die einen sehr sensiblen Punkt anspricht. Bitte machen Sie mit Ihrem Herzschlag keine Experimente. Sehr empfindsame Menschen könnten mit Angst und Übererregung reagieren. Wenn Sie bei der Vorstellung von ruhig und regelmäßig bleiben, besteht keine Gefahr. Sollten Sie dennoch mit einem schnelleren Herzschlag reagieren oder sich unwohl fühlen, dann bleiben Sie ganz entspannt. Um sich zu beruhigen, können Sie noch einmal die Formeln für Schwere und Wärme wiederholen, dann wenden Sie sich wieder dem Herz zu und wiederholen in aller Ruhe die Formel. Ganz sicher geht es beim zweiten Anlauf schon deutlich besser. Lassen Sie alle Gedanken und Ängste los, atmen Sie ruhig und entspannt weiter und konzentrieren Sie sich voll und ganz auf das Hier und Jetzt.

Mein Herz schlägt ruhig und regelmäßig.

Falls Ihr Herz wieder schneller schlägt und die Übung Ihnen unangenehm ist, verzichten Sie auf die Wiederholung und gehen Sie mit Ihrer Aufmerksamkeit direkt zur nächsten Übung. Ansonsten können Sie die Herzformel noch einige Male wiederholen, bevor Sie sich der Stirn zuwenden. Die Formel lautet:

Meine Stirn ist angenehm kühl und angenehm frisch.

Vielleicht wundern Sie sich, wieso jetzt plötzlich das Wort kühl ins Spiel kommt, nachdem Sie gerade so wohlig in der Wärme Ihres

Körpers schwelgen. Im Körper ist dieses Gefühl positiv besetzt, bei der Stirn sieht es aber anders aus. Eine warme Stirn signalisiert Fieber und Krankheit. Das will niemand. Ein sanfter kühler Hauch hingegen wirkt erfrischend und tut gut. Stellen Sie sich einfach einen sachten Windhauch vor, der Ihre Stirn streift.

Nun haben Sie die bestmögliche Entspannung erreicht. Sie sind ganz bei sich und dem schönen Gefühl.

Jetzt gibt es zwei Möglichkeiten:

Sie können in dieser Phase des Trainings eine Heilreise oder eine Visualisierung durchführen.

Oder Sie genießen diesen entspannten Zustand einfach eine Weile. So lange, wie Sie sich gut dabei fühlen.

Wenn Sie im Anschluss an das Training wieder in den Alltag zurückkehren wollen, dann beenden Sie die Entspannung mit einer klaren und konsequenten Rücknahme.

Der Befehl hierfür ist:

Arme fest, Atem tief, Augen auf und hoch!

Bleiben Sie nicht liegen, auch wenn es gerade gemütlich ist. Wenn Sie wieder richtig fit und wach sein wollen, dann müssen Sie in die Höhe kommen. Gehen Sie ein paar Schritte, machen Sie einige Kniebeugen oder lassen Sie sich kühles Wasser über die Handgelenke fließen. Wichtig ist, dass Sie wieder voll und ganz im Hier und Jetzt angekommen sind, bevor Sie zur Tagesordnung übergehen. Ein paar Überlegungen zur Orientierung können Ihnen helfen, Ihren eigenen Zustand einzuschätzen. Wissen Sie, welcher Wochentag ist? Wann haben Sie Geburtstag oder wie lautet Ihre Adresse? Können Sie diese Fragen problemlos beantworten und fühlen Sie sich orientiert, dann ist alles gut. Sie haben durch das autogene Training Kraft geschöpft und können jetzt wieder aktiv werden.

Aber natürlich muss das nicht sein. Wenn Sie das autogene Training auf die Zeit vor dem Schlafen verlegen, drehen Sie sich im Anschluss einfach auf die Seite und gleiten in einen entspannten Schlaf. Die Entspannung wirkt nach und tut Ihnen weiter gut.

Die Formeln des autogenen Trainings

Ich bin ruhig und entspannt.

Meine Arme und Beine sind angenehm schwer. Angenehme Schwere erfüllt meinen ganzen Körper.

Meine Arme und Beine sind angenehm warm. Angenehme Wärme erfüllt meinen ganzen Körper.

Mein Atem fließt ruhig und regelmäßig. Es atmet mich.

Mein Bauchraum ist angenehm warm und entspannt.

Mein Herz schlägt ruhig und regelmäßig, mein Brustkorb ist weit und frei.

Meine Stirn ist angenehm kühl und angenehm frisch.

Arme fest, Atem tief, Augen auf und hoch!

Konzentrationsübungen

Mit Konzentrationsübungen bringen Sie Ihren Geist zur Ruhe. Die Gedanken hören auf, sich im Kreis zu drehen, die Seele kann entspannen, während Sie sich mit Ihrer selbst gestellten Aufgabe beschäftigen.

Um das Einschlafen zu fördern sind körperbezogene Übungen oder Übungen mit schönen entspannenden Bildern besonders gut geeignet. Zwei Varianten möchte ich Ihnen hier vorstellen.

Wenn Sie merken, dass Sie während der Übung müde werden und gerne einschlafen wollen, dann kämpfen Sie nicht dagegen an. Es kommt nicht darauf an, eine Übung von Anfang bis Ende durchzuführen, sondern über die Konzentration den Geist so zu entspannen, dass er das Bewusstsein loslassen und sich dem Schlaf anvertrauen kann.

Den Körper entlang fühlen

Legen Sie sich gemütlich in Rückenlage in Ihr Bett, decken Sie sich zu und schließen Sie die Augen. Atmen Sie einige Male tief durch und kommen Sie ganz bei sich an. Falls Gedanken aufkommen, lassen Sie diese einfach weiterziehen. Sie sind jetzt nicht wichtig.

Nun konzentrieren Sie sich auf Ihren Körper. Gehen Sie in Ihrer Vorstellung zu Ihrem rechten großen Zeh. Fühlen Sie diesen Zeh, ohne die Muskeln anzuspannen. Das hört sich sehr einfach an, ist aber tatsächlich sehr anspruchsvoll. Konzentrieren Sie sich voll und ganz auf Ihren rechten Zeh und fühlen Sie ihn. Wenn Sie den rechten Zeh deutlich wahrnehmen, dann kommen die restlichen Zehen hinzu. Spüren Sie alle Ihre Zehen.

Nun tasten Sie sich in Gedanken langsam über die Innenkante Ihres Fußes, die Fußwölbung entlang, weiter. Fühlen Sie den Zehenballen, die Wölbung, die Ferse. Es kann sein, dass Ihr Fuß durch diese Aufmerksamkeit anfängt zu kribbeln oder warm wird. Das ist gut. Das zeigt, dass Ihre Konzentration da ist, wo Sie sie haben wollen.

Bleiben Sie dran. Gehen Sie in Gedanken sehr langsam das Bein nach oben. Achten Sie darauf, dass Sie die Stelle, bei der Sie gerade verweilen, auch wirklich spüren.

Falls der Impuls, sich bewegen zu wollen, zu stark wird, geben Sie ihm einmal kurz nach und entspannen Sie dann wieder. Sie können mit der Übung nun an der Stelle weitermachen, an der Sie sie unterbrochen haben.

Wenn Sie das rechte Bein vollständig gespürt haben, beginnen Sie am großen Zeh Ihres linken Beines und fühlen Sie Schritt für Schritt Ihr ganzes linkes Bein bis hoch zum Po.

Sie können damit die Übung beenden oder sie auf den restlichen Körper ausdehnen.

Falls Sie nicht zwischendurch eingeschlafen sind, drehen Sie sich nun in Ihre Schlafposition und genießen Sie den Nachklang dieser intensiven Körperwahrnehmung, während Sie entspannt einschlafen.

Entspannende Körpermalerei

Kennen Sie die orientalische Sitte der Körperbemalung mit Henna? Ich lade Sie ein, Ihren Körper mit den schönsten Ornamenten zu bemalen – einfach nur mit der Kraft Ihrer Gedanken.

Legen Sie sich gemütlich in Rückenlage in Ihr Bett, decken Sie sich zu und schließen Sie die Augen. Atmen Sie einige Male tief durch und kommen Sie ganz bei sich an. Falls Gedanken aufkommen, lassen Sie diese einfach weiterziehen. Sie sind jetzt nicht wichtig. Nun konzentrieren Sie sich auf Ihren Körper. Gehen Sie in Ihrer Vorstellung zu Ihrem rechten großen Zeh. Beginnen Sie dort, Linie für Linie, ein Muster zu zeichnen. Sie können Schnörkel ziehen, Mandalas malen oder geometrische Figuren platzieren. Lassen Sie Ihrer Fantasie freien Lauf.

Konzentrieren Sie sich auf Ihren Zeh und die feinen Linien, die Sie ziehen, ohne dabei die Muskeln anzuspannen. Wenn das Muster auf dem großen Zeh vollendet ist, bemalen Sie nach und nach die restlichen Zehen. Lassen Sie sich Zeit, genießen Sie die Vorstellung und freuen Sie sich über das entstehende Bild. Und so arbeiten Sie sich langsam weiter, über den Fußrücken, die Innen- und Außenknöchel und dann Schienbein und Wade entlang, immer weiter hinauf.

Es kann sein, dass Ihr Fuß durch diese Aufmerksamkeit anfängt zu kribbeln oder warm wird. Das ist gut. Das zeigt, dass Ihre Konzentration da ist, wo Sie sie haben wollen.

Bleiben Sie dran. Gehen Sie in Gedanken sehr langsam, Linie für Linie, das Bein nach oben.

Falls der Impuls, sich bewegen zu wollen, zu stark wird, geben Sie ihm einmal kurz nach und entspannen Sie dann wieder. Dann malen Sie weiter an dem Muster, das dank Ihrer Konzentration noch immer auf Ihrer Haut ist. Falls Sie durch die Bewegung die Konzentration und die Vorstellung des Musters verloren haben, beginnen Sie einfach wieder von Neuem.

Wenn Sie das rechte Bein vollständig bemalt haben, beginnen Sie am großen Zeh Ihres linken Beines und arbeiten sich Strich für Strich, genau wie am rechten Bein, bis hoch zum Po.

Sie können damit die Übung beenden oder sie auf den restlichen Körper ausdehnen.

Falls Sie nicht zwischendurch eingeschlafen sind, drehen Sie sich nun in Ihre Schlafposition und genießen Sie den Nachklang dieser intensiven Körperwahrnehmung, die Energie des Musters, das Sie auf Ihren Körper gezeichnet haben, während Sie entspannt einschlafen.

Schäfchenzählen

Ganz oft wird lapidar *Schäfchenzählen* empfohlen, wenn jemand über Schlafprobleme klagt. Doch niemand weiß genau, wie das geht, und kaum jemand macht es wirklich.

Das ist schade, denn Schäfchenzählen kann richtig unterhaltsam sein und statt einfachem Zählen können sich regelrechte Geschichten entwickeln.

Lassen Sie Ihrer Fantasie freien Lauf und bringen Sie Pepp in Ihre Schafherde.

Im Grunde ist Schäfchenzählen nichts anderes als eine Konzentrationsübung. Damit wird die Aufmerksamkeit auf diese Vorstellung gelenkt und die Gedanken werden davon abgehalten, sich mit anderen Überlegungen, Alltagsproblemen oder Sorgen zu beschäftigen und Ihnen damit den Schlaf zu rauben.

Dieser Fall ist meine persönliche Geschichte für Sie.

Als Kind habe ich es geliebt, Schäfchen zu zählen. Ich habe die Augen geschlossen und mir eine tolle muntere Herde Schafe vorgestellt. Natürlich war immer auch ein schwarzes darunter, manchmal auch mehrere. Die Schafe meiner Fantasie waren in einem Gatter und sollten durch ein Tor auf eine andere Weide. An diesem Tor habe ich in meiner Fantasie versucht, sie zu zählen. Doch statt langweilig zu zählen und darüber einzuschlafen, haben meine Schafe ein Eigenleben entwickelt. Oft haben sie so gedrängelt, dass ich den Überblick verloren habe. Sie sind über die Zäune gesprungen, statt brav durch das Tor zu gehen, oder manchmal ist auch eines ausgebüxt.

Zigmal musste ich von vorne anfangen. Spätestens wenn ich die ersten 20 Schafe geschafft hatte, passierte etwas, was meine Zählerei zunichtemachte. Ich musste wieder alle Schafe zurücktreiben und von vorne beginnen.

Manchmal bin ich in meiner Vorstellung einem entlaufenen Schaf hinterhergegangen. Dabei bin ich über Wiesen gestrolcht, musste durch Bäche waten oder einen Berg erklimmen.

Ohne es zu wissen, hat mir das Schäfchenzählen meiner Kindheit die ersten Heilreisen beschert.

Noch heute liebe ich meine abendlichen Schafherden, auch wenn ich nicht mehr oft dazu komme, weil ich meist zu schnell eingeschlafen bin. Wenn es dann doch einmal so weit ist, dann kombiniere ich das Schäfchenzählen mit dem autogenen Training und tanze dann in der Entspannungsphase mit meinen Schäfchen durch neue Geschichten. Das muss man nicht machen, es ist einfach meine persönliche Geschichte.

Ideen für Schäfchenzählszenarien

- Jedes gezählte Schäfchen bekommt seine Zahl mit Farbe aufs Fell gesprüht.
- Die Schäfchen müssen für das Zählen einzeln über ein Gatter springen.
- Lassen Sie die Schäfchen auf Schäfchenwolken weiden und zählen Sie sie beim Springen von Wolke zu Wolke.
- Ersetzen Sie die Schäfchen durch ein Tier, das Ihnen gefällt. Mit Eseln kann man auch Spaß haben, wenn sie beim Zählen störrisch werden.
- Entwickeln Sie das Schäfchenzählen zu einer schönen Geschichte. Positive Bilder sorgen für ein behagliches Gefühl, schenken Geborgenheit.

Zehenstretching – Fußentspannung

Die Füße werden in ihrer Wichtigkeit oft unterschätzt und stiefkindlich behandelt. Dabei können wir uns über die Füße sehr viel Gutes tun. Dort sitzen Reflexzonen, die mit dem gesamten Körper in Verbindung stehen.

Es gibt eine Formenähnlichkeit zwischen Mensch und Fuß. Wenn man den Fuß von der Seite betrachtet, ist der große Zeh der Kopf, die Innenkante der Rücken und die Ferse der Po.

Die Zehen stehen für den Kopfbereich, der Übergang von den Zehen zum Fuß ist der Nacken, in den Oberkörper übergehend.

Wenn uns der Stress im Nacken sitzt, wenn die Gedanken im

Kopf Achterbahn fahren und keine Ruhe in Sicht ist, dann lohnt sich der Griff nach unten – zu den Füßen.

Massieren Sie Ihre Füße, erst rechts, dann links, sanft durch. Das funktioniert am besten im Sitzen, indem Sie den Fuß auf den Oberschenkel des anderen Beines legen und mit beiden Händen zupacken. Die Daumen sind dabei auf der Fußsohle, die anderen Finger auf dem Fußrücken. Mit den Daumen können Sie streichen, kneten und punktuelle Reize setzen. Leichte Brennnesselgriffe (die Hände werden dabei gegeneinander gedreht, sodass ein Zug auf der Haut entsteht) um den Fuß sind auch wunderbar wohltuend.

Wenn der Partner oder eine Freundin massieren ist das noch entspannender. Wechseln Sie sich doch tageweise ab.

Sie werden schon während der Massage spüren, wie Ihre Atmung sich vertieft und die Anspannung von Ihnen abfällt.

Zum Abschluss einer solchen Massage nehmen Sie sich Ihre Zehen vor. Spreizen Sie die einzelnen Zehen in alle Richtungen voneinander ab. Nicht im Hauruckverfahren und nicht so, dass es wehtut. Es soll einen sanften Reiz geben. Nun biegen Sie die Zehen Richtung Fußrücken, bis ein Spannungsgefühl auftritt, und halten Sie diese Stellung für einige Momente. Führen Sie dieses Stretching einzeln durch, mit jedem Zeh separat.

Zum Abschluss ziehen Sie sanft an jedem einzelnen Zeh. Das entspannt einerseits den Fuß, andererseits über die Reflexzone Ihren Hals- und Nackenbereich.

Wenn Sie beide Füße gut durchgearbeitet haben, gehen Sie ins Bett und fühlen dem angenehmen Kribbeln hinterher, während Sie sanft einschlafen.

Zehenstretching – einfache Variante

Als schnelle und einfache Entspannungshilfe können Sie im Bett, kurz vor dem Einschlafen, mit den Füßen die Zehen des jeweils anderen Fußes stretchen.

Dazu legen Sie die Ferse des einen Fußes von hinten gegen die Zehen des anderen Fußes und dehnen sie Richtung Fußrücken.

Mit der Fußkante des einen Fußes kann man zwischen die Zehen des anderen Fußes fahren und sie so zur Seite dehnen.

Ruheatmung

Es ist so einfach, dass es schon wieder richtig schwierig wird. Es geht nur darum, den eigenen Atem zu beobachten und dabei zur Ruhe zu kommen.

Dabei gibt es zwei Hürden.

1. Die Aufmerksamkeit einfach nur auf dem eigenen Atem zu lassen. Jedes Denken sollte dabei ausgeschaltet sein.
2. Den Atem nicht zu beeinflussen. Lassen Sie Ihrem Unterbewusstsein das Kommando, es macht das schon ganz richtig.

Legen Sie sich gemütlich in Rückenlage in Ihr Bett, decken Sie sich zu und schließen Sie die Augen. Atmen Sie einige Male tief durch (an der Stelle dürfen Sie noch bewusst Einfluss nehmen!) und kommen Sie ganz bei sich an. Falls Gedanken aufkommen, lassen Sie diese einfach weiterziehen. Sie sind jetzt nicht wichtig.

Nun konzentrieren Sie sich auf Ihre Atmung.

Spüren Sie das sanfte Ein und Aus. Wie weit geht der Atem nach unten? Verändert er sich im Laufe der Beobachtung? Werten Sie nicht, nehmen Sie keinen Einfluss. Lassen Sie den Atem einfach fließen und freuen Sie sich an dem gleichmäßigen Ein und Aus. Atem ist Leben.

Sie werden spüren, wie mit jedem Atemzug die Anspannung weniger wird. Wie Sie langsam immer mehr zur Ruhe kommen. Genießen Sie es, einfach nur dazuliegen und Ihren Atem zu beobachten.

Wenn Sie müde werden, drehen Sie sich in Ihre Schlafposition und schlummern ganz entspannt ein.

Progressive Muskelrelaxation (PMR)

Manchen Menschen fällt es schwer, einfach in die Entspannung zu gehen. Sie können schlecht loslassen, haben das Gefühl für die eigene Anspannung verloren oder tun sich schwer, einfach nur still zu liegen.

Für diese Fälle gibt es die progressive Muskelrelaxation. Es handelt sich um ein Entspannungsverfahren, bei dem es um bewusstes An- und Entspannen geht.

Man arbeitet sich – ähnlich wie beim autogenen Training – von rechts nach links, von oben nach unten.

Allerdings wird hierbei noch einmal unterteilt. Rechte Hand, rechter Unterarm, rechter Oberarm ... von den Armen geht es über das Gesicht, den Nacken, Rücken, Bauch zu den Beinen, wo es dann wieder heißt: rechter Fuß, rechte Wade, rechter Oberschenkel, rechte Pobacke ...

Führen Sie die Übungen langsam durch und fühlen Sie nach jeder Anspannung in die anschließende Entspannung hinein. So lernen Sie das Gefühl lockerer Muskeln wieder neu kennen.

Die progressive Muskelrelaxation kann als separate Entspannungsübung durchgeführt werden. Dann drehen Sie sich im Anschluss an die Übungen in Ihre Schlafposition und

Man kann auch alle Muskelgruppen gleichzeitig für einige Sekunden anspannen und dann wieder loslassen.

genießen Sie das entspannte Gefühl, während Sie einschlafen. Oder Sie machen diese Übungen als Entspannung vor einer Heilreise oder Visualisierung. Dann machen Sie im Anschluss damit weiter.

Persönliches Einschlafritual

Sicher ist Ihnen aufgefallen, dass das Wichtigste, wenn es um einen guten Schlaf und Entspannung geht, Ihr eigenes Gefühl ist. An dieser Stelle möchte ich Sie ermuntern, Ihr ganz persönliches Einschlafritual zu entwickeln. Sie können etwas aus den hier vorgestellten Methoden wählen, eine eigene Methode entwickeln oder auch Dinge kombinieren.

Was Ihnen guttut, ist richtig.

Was mögen Sie? Was bringt Ihnen ein gutes und entspanntes Gefühl?

Sorgen Sie für sich, seien Sie sich die Zeit wert. Ich verspreche Ihnen, sanft durchschlummerte Nächte werden der Lohn sein, wenn Sie sich selbst mit Respekt begegnen und Ihre eigenen Bedürfnisse achten.

Das liest sich ganz leicht. Aber oft steht uns die eigene Bequemlichkeit im Weg. Statt uns eine halbe Stunde Auszeit zu gönnen, bleiben wir auf dem Sofa liegen und lassen uns vom Fernsehen berieseln.

Statt eines wohltuenden Fußbades, das für die notwendige Entspannung sorgen würde, schlüpfen wir gestresst unter die Decke und ärgern uns, dass wir uns unruhig hin und her wälzen.

Der innere Schweinehund will überlistet sein. Nehmen Sie den Impuls an. Seien Sie sich die eigene Aufmerksamkeit wert!

Sehr gut ist es, wenn Sie über einen längeren Zeitraum bei Ihrem persönlichen Ritual bleiben. So gewöhnen sich Körper, Geist und Seele an den Ablauf und reagieren immer schneller mit der gewünschten Entspannung darauf.

Das sagen Experten

Schlafapnoe

Der Experte:
Dr. med. Wolfgang Randelshofer ist Facharzt für Innere Medizin, Pneumologie (Lungen- und Bronchialheilkunde) und Schlafmedizin und ärztlicher Leiter des Schlaflabors Breisgau. Er ist spezialisiert auf die Behandlung von Schlafstörungen, dazu gehört auch Schlafapnoe.
http://www.sl-b.de/
und http://www.dr-randelshofer.de/index.html

Was genau ist Schlafapnoe eigentlich?
Bei der häufigsten Form, der sogenannten obstruktiven Schlafapnoe, verschließt sich durch die Entspannung der Muskulatur im Schlaf der Rachenraum. Das führt zu Sauerstoffmangel und, nach einer mehr oder weniger langen Zeit, zu einer Weckreaktion. Die Muskulatur spannt sich wieder an, der Rachenraum öffnet sich und der Betreffende kann wieder frei atmen. Damit ist aber auch erheblicher Stress verbunden: Blutdruck und Herzfrequenz steigen kurz stark an, weil Stresshormone freigesetzt werden. Das erhöht langfristig das Risiko für Probleme im Herz-Kreislauf-

Bereich wie Herzinfarkt, Herzmuskelschwäche, Herzrhythmusstörungen und Schlaganfall erheblich, bei schwerer Schlafapnoe bis zum Dreifachen.

Außerdem geht der Erholungseffekt des Schlafs verloren. Darum sind viele Schlafapnoepatienten tagsüber müde, erschöpft, gereizt oder vergesslich.

http://www.sl-b.de/arten-von-schlafstoerungen/obstruktive-schlafapnoe

Wie kann man herausfinden, ob man an Schlafapnoe leidet?

Man lässt sich von seinem Hausarzt zu einem Facharzt überweisen, der zunächst eine ambulante Untersuchung macht, ein sogenanntes Schlafapnoemonitoring. Dabei werden mit einem kleinen Gerät, das man mit nach Hause nimmt, nachts Atmung, Sauerstoff, Puls, Schnarchen und Körperlage aufgezeichnet. Diese Untersuchung machen alle Pneumologen (Lungenfachärzte), oft auch HNO-Ärzte oder Neurologen.

Wenn sich dabei eine Schlafapnoe bestätigt oder der Befund unklar ist, wird man in ein Schlaflabor zu einer wesentlich ausführlicheren Untersuchung überwiesen.

http://www.sl-b.de/schlaf-diagnostik

Wieso ist die Behandlung von Schlafapnoe so wichtig?

Schlafapnoe ist, wie oben geschildert, massiver Stress für das Herz-Kreislauf-System und erhöht die Wahrscheinlichkeit für Probleme in diesem Bereich stark.

Die oft starke Müdigkeit tagsüber erhöht das Unfallrisiko, beeinträchtigt eventuell die Berufsausübung und das soziale Zusammenleben und kann sogar in eine Depression münden.

In den letzten Jahren werden auch Zusammenhänge mit anderen Erkrankungen wie grüner Star und Diabetes untersucht.

Was für Behandlungsansätze gibt es bei Schlafapnoe?
In leichten Fällen genügt es manchmal, Gewicht abzunehmen, das Rauchen einzustellen oder abends keinen Alkohol zu sich zu nehmen. In entsprechenden Fällen kann es helfen, eine behinderte Nasenatmung durch Medikamente oder eine Operation zu verbessern. Bei Kindern, die auch an Schlafapnoe leiden können, ist öfter eine Mandeloperation sinnvoll. Wenn die Atempausen nur leicht sind, überwiegend in Rückenlage auftreten und der Betroffene nicht übergewichtig ist, kann im Einzelfall eine Zahnschiene sinnvoll sein, die nachts den Unterkiefer einige Millimeter nach vorne schiebt.
Wenn die Atempausen häufig und schwerer sind, nützt in der Regel nur eine Behandlung mit einer Atemmaske.
http://www.sl-b.de/therapie/atmungsunterstuetzung

Der Begriff ist etwas irreführend, weil es sich nicht um eine Maske im eigentlichen Sinn handelt, die wie zum Beispiel eine Gasmaske über dem ganzen Gesicht liegt. Vielmehr bedeckt sie nur die Nase, manchmal auch zusätzlich den Mund. Es gibt auch kleine sogenannte Direktmasken, bei denen lediglich zwei »Stöpsel« in den Nasenlöchern liegen.
Die Maske hängt über einen Schlauch an einem kleinen Gerät, das neben dem Bett steht und einen leichten Überdruck erzeugt, der den Rachenraum von innen stützt und offen hält.

Schlaflabor

Früher kannte man kaum Schlaflabore, heute gibt es eine Vielzahl und immer mehr Menschen wollen wissen, was es mit ihrem Schlaf auf sich hat.

Wer sollte seinen Schlaf in einem Schlaflabor untersuchen lassen?

Der erste Schritt ist, wie oben beschrieben, immer eine ambulante Untersuchung bei einem Schlafmediziner. Dabei wird entschieden, ob eine Untersuchung im Schlaflabor sinnvoll ist. Wer über längere Zeit schlecht einschläft, oft aufwacht oder trotz scheinbar guten Schlafs tagsüber erschöpft ist, sollte sich schlafmedizinisch untersuchen lassen. Es gibt neben der Schlafapnoe eine Vielzahl weiterer Erkrankungen und Probleme, die zu einem gestörten oder nicht erholsamen Schlaf führen.

Anmerkung der Autorin:

Dr. Randelshofer hat für die Vorabdiagnostik bei Schlafstörungen einen Online-Test entwickelt, der zwar keinen Arztbesuch ersetzt, aber doch bei einer ersten Einschätzung von Schlafstörungen hilfreich sein kann.

http://www.schlaf-test.de/

Wie findet man ein Schlaflabor in seiner Nähe? Gibt es Adresslisten?

Die deutschen Schlaflabore werden von der Deutschen Gesellschaft für Schlafforschung und Schlafmedizin (DGSM) anerkannt und gelistet. Ein laufend aktualisiertes Verzeichnis findet man im Internet unter http://www.charite.de/dgsm/dgsm/schlaflabore.php

Braucht man eine Überweisung, oder kann man einfach einen Termin ausmachen?

In ein Schlaflabor wird man in der Regel von einem entsprechenden Facharzt eingewiesen bzw. überwiesen, wenn diese Klinik ambulant arbeitet.

Müssen Patienten das selbst bezahlen, oder übernehmen die Kassen diese Leistung?

Mit Über- bzw. Einweisung ist die Untersuchung im Schlaflabor eine von gesetzlichen und privaten Krankenkassen bezahlte Leistung.

Was passiert in einem Schlaflabor?

Im Schlaflabor wird der Patient an eine Vielzahl von Messfühlern angeschlossen. Diese registrieren Hirnströme, Muskelanspannung, Augenbewegungen, Atmung, Schnarchen, EKG, Körperlage, Beinbewegungen, Sauerstoffversorgung und oft weitere Werte wie Blutdruck usw. Eine Infrarotkamera erfasst im Dunklen Bewegungen. In vielen Schlaflaboren werden Funksysteme verwendet, sodass man sich trotz der Messungen frei bewegen und beispielsweise zur Toilette gehen kann.

In bestimmten Fällen werden auch tagsüber Messungen gemacht, oft auch Aufmerksamkeitstests usw. Natürlich werden die Ergebnisse auch besprochen.

Bei Schlafapnoe wird nach einer Diagnosenacht in meist mehreren weiteren Nächten eine Maskenbehandlung eingeleitet.

Genügt eine Nacht im Schlaflabor für aussagekräftige Messungen, oder muss man mehrere Nächte hintereinander dort verbringen?

Abhängig von der Fragestellung, um die es geht, genügt oft eine Nacht zur Diagnose. In den meisten Fällen braucht man aber mehrere Nächte, um eine genaue Diagnose zu stellen bzw. um dann eine Behandlung einzuleiten.

Was sagen die in der Nacht gemessenen Werte aus?

Beurteilt werden die oben genannten Messwerte. Diese geben Auskunft über die Schlafqualität, eventuelle körperliche Ursachen für gestörten Schlaf wie Schlafapnoe und eine Vielzahl weiterer schlafmedizinischer Probleme.

http://www.sl-b.de/schlaf-diagnostik/messungen

Gehirnaktivität, Schlafphasen, Kurven

Der Schlaf ist ein wichtiges Forschungsfeld. In den letzten Jahren kamen ständig neue Erkenntnisse dazu, die bei der Diagnose von durch Schlafstörungen verursachten Krankheiten sehr hilfreich sind.

Was läuft in unseren Köpfen ab, wenn wir schlafen?

Wir können eine Vielzahl an Körpervorgängen erfassen und wissen inzwischen recht viel darüber, was im Schlaf passiert. Der Schlaf hat natürlich eine Erholungsfunktion für viele Organe wie die Muskeln, das Immunsystem wird gestärkt, ebenso das Herz-Kreislauf-System. Träume haben eine wichtige Funktion für unsere seelische Gesundheit. Gedächtnisinhalte werden nachts vom Kurzzeit- in das Langzeitgedächtnis umgelagert. Am Tag Erlebtes wird im Schlaf »einsortiert«. Wir alle kennen das Phänomen, dass uns Dinge zunächst unklar sind und wir nach einer Nacht »darüber Schlafens« plötzlich wissen, was zu tun ist.

Es sind aber bei Weitem noch nicht alle Funktionen des Schlafs klar. Wir wissen nicht, warum die eine Spezies den größten Teil des Tages verschläft, die andere wiederum mit wenigen Stunden auskommt.

Was passiert mit den Abläufen, wenn wir nicht gut schlafen?
Bei schlechtem Schlaf sind die entsprechenden Erholungs- und Speicherfunktionen gestört. Wir fühlen uns dann müde, unkonzentriert, haben verschiedene Beschwerden.

Was kann sich verändern, wenn man dauerhaft schlecht schläft, und was sagen Ihnen diese Veränderungen der Abläufe?
Wenn die Schlafstörung länger anhält, können auch körperliche Erkrankungen daraus entstehen: Herz-Kreislauf-Probleme, häufige Infekte, Stimmungsprobleme wie Depression oder Gereiztheit, Gedächtnis- und Konzentrationsstörungen und vieles mehr.

Medikamente

Schlafprobleme können sehr quälend sein. Oft greifen Menschen dann zu medikamentöser Hilfe.
Was bewirken Schlaftabletten?
Verschiedene Wirkstoffe bewirken unterschiedliche Veränderungen des Schlafs. Viele verkürzen die Tiefschlaf- und Traumschlafphasen. Manche wirken schnell und wenige Stunden, andere erst nach einer Stunde, dafür aber länger und erzeugen am nächsten Tag Müdigkeit. Klassische Schlafmittel wie die sogenannten Benzodiazepine – Valium ist das bekannteste Beispiel – können bei längerem Gebrauch eine Gewöhnung verursachen, andere haben diesen Nachteil kaum.

Schlafmittel stehen ja in dem Ruf, grundsätzlich schlecht und schädlich zu sein. Das muss man aber differenzierter sehen. Wenn jemand über eine längere Zeit schlecht schläft und keine Ursache vorhanden ist, die man abstellen kann, ist es oft sinnvoll, für einen begrenzten Zeitraum ein gut wirksames Schlafmittel einzunehmen, um eine chronische und dann nur noch schlecht behandelbare Schlafstörung zu verhindern. Das muss aber auf jeden Fall unter Aufsicht eines Arztes geschehen, der ja auch das passende Medikament verschreiben muss.

Ist der Schlaf unter der Wirkung von Schlafmitteln ebenso entspannt und gesund wie ein natürlicher Schlaf?
Schlafmittel beeinflussen, wie erwähnt, die Tief- und Traumschlafphasen. Grundsätzlich ist es aber langfristig ungesünder und schädlicher, nur wenig oder sehr schlecht zu schlafen, als durch ein Medikament einen relativ erholsamen Schlaf zu ermöglichen.

Gibt es neben den schulmedizinischen Arzneien auch natur-
heilkundliche Alternativen? Pflanzliche oder homöopathische
Mittel?

Jeder kennt die unzähligen Hausmittel, die bei Schlafstörungen
empfohlen werden. Diese können bei leichten Problemen durchaus helfen. Auch pflanzliche Mittel haben einen gewissen entspannenden Effekt, der aber nicht an den »richtiger« und
verschreibungspflichtiger Schlafmittel heranreicht. Deswegen
sind diese Präparate bei schweren Schlafproblemen in der Regel
nicht ausreichend wirksam.

Zahnärztliche Schlafmedizin

Experte:
Dr. med. dent. Jürgen Langenhan ist Fachzahnarzt für Allgemeine
Stomatologie in Idstein/Ts. In seiner Praxis hat er sich auf Patienten mit Schlafapnoe spezialisiert und ein Zentrum für Zahnärztliche Schlafmedizin (IZS) aufgebaut. Er arbeitet eng mit anderen
Schlafexperten zusammen und ist sehr aktiv, wenn es darum
geht, den Menschen einen gesunden und erholsamen Schlaf zu
ermöglichen. Mehr unter: www.zahnaerztliche-schlafmedizin.de

**Welchen Zusammenhang gibt es zwischen Zahnarzt und
Schlafstörungen? Geht es dabei nur um das Zähneknirschen?**

Das Knirschen oder Pressen mit den Zähnen, der sogenannte
Bruxismus, ist nur eine von vielen sogenannten schlafbezogenen
Atmungsstörungen (SBAS). Das sind alles Erkrankungen in der

ungeheuer großen Gruppe von Schlafstörungen. Das sind Krankheiten mit dem Alleinstellungsmerkmal, dass sie nur im Schlaf auftreten. Es gibt weitere SBAS, die durch den Zahnarzt therapeutisch erreicht werden können: das reine Schnarchen, die obstruktive Schlafapnoe (OSA) und nicht zuletzt auch die frühkindliche Schlafapnoe.

Es muss also zwischen »Schnarchen« und »Schlafapnoe« unterschieden werden?

Unbedingt. Wenn immer vom »Schnarchen« die Rede ist, steckt sehr häufig schon die fortgeschrittene Erkrankungsstufe dahinter. Es ist schon lange bekannt, dass ein unbehandeltes Schnarchen ziemlich sicher und ziemlich kontinuierlich zu einer »obstruktiven Schlafapnoe« (OSA) führt. Man spricht deshalb auch von einem »Schlafkontinuum«.

Das reine Schnarchen ist im Wesentlichen durch das Symptom »Schnarchen« geprägt. Das Schnarchen ist sicher millionenfach ein sozial störendes Problem für die Schlafpartner. Es kann auch tatsächlich krank machen, wenn man an mögliche Gehörstörungen für Schnarcher und Schlafpartner denkt. Es stimmt auch nicht, wie man gemeinhin glaubt, dass der Schnarcher oder die Schnarcherin nur seine Umwelt belastet. Er stört infolge der Schnarchlautstärke, die über 70 bis 80 dB liegen kann, oft auch seinen eigenen Schlaf. Elementar für die Betroffenen und gewiss nicht zu unterschätzen sind die sozialen Folgen, die sich regelmäßig daraus ergeben. Schnarchen macht sehr viele Menschen im Wortsinn einsam, führt sehr oft zum Auszug des Schlafpartners aus dem privaten Schlafzimmer, kann darüber hinaus aber auch eine weiter reichende Isolation von der Umwelt zur Folge haben.

Sei es auf Klassenfahrten oder Urlaubsreisen oder zu anderen »un«passenden Gelegenheiten. Dies belastet psychisch erheblich und kann ein Grund für die gehäuft auftretenden Depressionen bei diesen Patienten sein. Das Schnarchen ist also ganz sicher eine Erkrankung, die sogar einen eigenen Krankheitsschlüssel im gültigen Verzeichnis der Krankheiten hat. Da es bei Krankheiten aber immer auch um Therapie und Therapiekosten geht, wird das Schnarchen generell nicht als Krankheit anerkannt, weder von Privatversicherungen noch von gesetzlichen Krankenkassen.

Bei der OSA ist das Schnarchen nur ein Symptom, das zwischen den teilweise sehr häufigen und langen Atempausen auftritt. Der Apnoiker schnarcht dann mehr oder weniger kurzzeitig, wenn er zwischen den Atempausen Luft holt, um nicht ersticken zu müssen. Das ist natürlich lebensgefährdend. Von Schlafapnoe spricht man bei mehr als fünf Atempausen je Stunde. Die dadurch bedingte Unterversorgung der Zellen, Gewebe und Organe mit Sauerstoff hat regelmäßig gravierende gesundheitliche Folgen. Es ist gesichert, das bei diesen Patienten ein massiv gesteigertes Risiko für Herzinfarkt, Hirnschlag und Diabetes mellitus besteht. Wenn diese Patienten des Nachts »öfter müssen müssen«, dann dürfte das nicht selten an ihrer unerkannten Schlafapnoe liegen. Unbehandelte Schlafapnoiker leben auch deutlich kürzer als behandelte. Die obstruktive Schlafapnoe ist sicher eine echte Volkserkrankung.

Wie kann man als Patient herausfinden, ob man an einer Schlafapnoe leidet, und ab wann sollte man sich deswegen beraten bzw. behandeln lassen?

Das Symptom Schnarchen ist schon ein erster Fingerzeig. Beobachtet der Schlafpartner dazu noch Atempausen, was wirklich nicht selten der Fall ist, besteht ein begründeter Verdacht. Fühlt sich der Betroffene zudem am Morgen noch regelmäßig unausgeruht und wie »zerschlagen« und kann er tagsüber bei jeder sich bietenden Gelegenheit (als Beifahrer, am PC oder in Kino und Theater) »wegschlafen«, besteht sehr wahrscheinlich eine sogenannte Tagesschläfrigkeit. Sie ist eine Folge des nicht erholsamen Schlafs bei Schlafapnoe. Die Anamnese ist wichtig, was mit speziellen Fragebögen kein Problem darstellt. Jeder Hausarzt und erst recht jeder HNO-Arzt und Zahnarzt sollten dann bei einer Inspektion des Rachenraumes eventuelle Auffälligkeiten erkennen können. Beispielsweise einen geröteten Rachenring, was deutlich auf ein Schnarchen hinweist, wenn ein grippaler Infekt ausgeschlossen werden kann. Oder andere pathologische Befunde wie geschwollene Mandeln oder lange Gaumenzäpfchen. Männer sind überproportional betroffen, es handelt sich aber keineswegs um eine reine Männersache. Besteht dann noch ein hoher BMI infolge Übergewichts, kann man sich weitgehend sicher sein, dass eine nächtliche Schlafaufzeichnung unbedingt anzuraten ist. Dies kann ambulant mit der sogenannten Polygrafie geschehen und wird im Zweifelsfall eine Untersuchung im Schlaflabor beim Schlafmediziner (mit der sog. Polysomnografie) nach sich ziehen.

Es scheint – nach dem, was Sie sagen – aber doch ein medizinisches Problem zu sein, dass eher mehrere medizinische Fachdisziplinen angeht?
Das ist völlig richtig und wird von noch viel zu vielen Fachmedizinern unterschätzt. Insbesondere die Schlafapnoe erfordert eine fachübergreifende, eine sogenannte interdisziplinäre Zusammen-

arbeit aller zuständigen Mediziner. Neben den Schlafmedizinern – das sind in der Regel hoch spezialisierte Internisten – sind das die HNO-Ärzte und die Zahnmediziner. Es gibt aber auch noch eine ganze Reihe anderer Fachbereiche, die bei diesem komplexen Geschehen wichtig sein können: Pädiater, Arbeits- und Verkehrsmediziner, Neurologen. Es ist ein wirklich weites Feld, bei dem sehr viele Räder ineinanderspielen müssen, wenn jeder Fall optimal behandelt werden soll.

Das ist auch der Grund, warum wir bereits 2009 am Carolinum der Johann Wolfgang Goethe-Universität die »Arbeitsgruppe Zahnärztliche Schlafmedizin Hessen« (AGZSH) gegründet haben. Die von Prof. Dr. S. Kopp geleitete AGZSH ist die gegenwärtig einzige fachübergreifende Vereinigung aller zahnmedizinischen, medizinischen und technischen Fachkräfte, die sich diesem Thema in Theorie und Praxis verschrieben hat. In diesem Rahmen arbeiten wir grundsätzlich nur mit kompetenten und fachübergreifend agierenden Einrichtungen zusammen: insbesondere mit der HNO-Gemeinschaftspraxis Sachsenhausen und Nordend und dem Schlaflabor der Kliniken des Main-Taunus-Kreises in Hofheim. Nur eine interdisziplinäre Zusammenarbeit ist erfolgversprechend.

Was kann aber nun speziell die Zahnmedizin bei diesen Schlafstörungen leisten? Was für Behandlungsmöglichkeiten gibt es hier?

Es gibt, wie eingangs erwähnt, vier SBAS, die die Zahnmedizin therapeutisch sehr gut erreichen kann. Es sind zugleich die wichtigsten und häufigsten »Schlaferkrankungen«. Beim *Bruxismus* kommen sogenannte Knirscherschienen zur Anwendung, die allerdings sehr gut gemacht sein sollten. Sie gehören zum Standardrepertoire eines jeden funktionsorientierten Zahnarztes. Die *frühkindliche Schlafapnoe* ist eine grundsätzlich sehr wichtige Aufgabe für Kinderärzte und Kieferorthopäden: Sie sollten diese Störung frühzeitig erkennen können und Maßnahmen einleiten, die die Entwicklung einer Erwachsenen-OSA verhindern. Dies kann neben HNO-ärztlichen Maßnahmen auch eine sehr frühzeitige kieferorthopädische Behandlung (im Alter zwischen 5 und 6 Jahren) durch spezialisierte Kieferorthopäden sein. Das reine *Schnarchen* kann ebenso mit sog. Protrusionsschienen behandelt werden wie die *Schlafapnoe*. Die Erfolgsaussichten dieser Schienentherapie, die ausschließlich durch zertifizierte Zahnärzte erfolgen sollte, sind aber unterschiedlich: während nach unseren Daten nur 60 Prozent der Schnarcher damit wirklich erfolgreich zu therapieren sind, haben wir bei Schlafapnoikern in 83 Prozent der Fälle nachweislich positive Ergebnisse. Deswegen sollte man korrekterweise auch nicht von »Schnarchschienen«, sondern von Apnoe- oder Protrusionsschienen sprechen. Diese Protrusionsschienen sind nach der ganz aktuellen Leitlinie der schlafmedizinischen Fachgesellschaft (DGSM) die einzige anerkannte Alternative zur Ventilationstherapie mit sogenannten cPAP-Geräten. Diese Schienen sind das quantitativ wichtigste Hilfsmittel der Zahnmediziner bei Schlafapnoe und Schnarchen. Die sicher besten Therapiemöglichkeiten hat – was sehr viele nicht wissen – die zahnärztliche Chirurgie (MKG: Mund-Kiefer-Gesichts-Chirurgie). Diese Möglichkeiten sind leider nicht so oft angezeigt und kommen vor allem bei anatomischen Fehlstellungen der Kiefer in Betracht.

Dennoch: Kieferorthopädie und MKG sind die *einzigen kausalen* Therapiemethoden in der Therapie der OSA, da sie nach Behandlungsabschluss *ohne jedes Hilfsmittel* auskommen. Die zahnärztlichen Protrusionsschienen sind das *häufigste zahnärztliche Hilfsmittel* und besitzen bei vier von fünf Patienten eine sehr gute Prognose. Insgesamt kann die Zahnmedizin also Erhebliches für Patienten mit Schlafapnoe und Schnarchen leisten.

Wie finde ich als Patient spezialisierte Behandler und spezialisierte Praxen für die Schlafapnoe?

Es ist grundsätzlich ratsam, Zahnärzte aufzusuchen, die für die zahnärztliche Schlafmedizin zertifiziert sind. Diese findet man problemlos über die zuständige Fachgesellschaft Deutsche Gesellschaft Zahnärztliche Schlafmedizin (DGZS): www.dgzs.de. Im ärztlichen Bereich ist die Deutsche Gesellschaft für Schlafforschung und Schlafmedizin (DGSM) zuständig: www.dgsm.de. Unsere AGZSH in Hessen ist erreichbar über info@agzsh.de.

Träume

Experte:

Dr.med. h.c. Günther W. Amann-Jennson ist Schlafpsychologe und Schlafcoach. Unter anderem ist er Leiter des österreichischen Instituts für Schlafpsychologie und Schlafcoaching in Frastanz und hat durch seine vielfältigen internationalen Ausbildungswege in Psychologie und Heilkunde und durch seine mehr als 20-jährige Erfahrung große Fachkenntnisse rund um die ganzheitlichen Zusammenhänge des Schlafs und seine vielfältigen Wechselwirkungen zwischen Körper, Seele und Geist erworben.

http://www.schlafcoaching.com/

Welche Auswirkungen haben Träume auf die Schlafqualität und die Erholung?

Wir Menschen träumen täglich etwa 1,5 bis 2 Stunden lang, unabhängig davon, ob wir uns daran erinnern oder nicht. Im ersten Nachtdrittel dominiert der Tiefschlaf, der für die körperliche Regeneration sehr wichtig ist. Im zweiten und dritten Nachtdrittel gibt es viel Traumschlaf. Diese Träume sind unter anderem für die Verarbeitung unserer Tageserlebnisse und damit für unsere psychische Gesundheit wichtig. Träume können sich sowohl positiv wie auch negativ auf unsere Schlafqualität, auf den Organismus und unsere Gesundheit auswirken. Wer laufend schlecht träumt und dies bewusst wahrnimmt, wird bald auch tagsüber nervös, gereizt, gestresst oder ängstlich sein. Umgekehrt gilt aber auch: Wer schlecht, gestört oder zu wenig schläft, hat in der Regel auch gestörte Traumphasen. Durch das Training der bewussten Traumsteuerung (luzides Träumen) kann man die Schlafqualität und damit die Erholung verbessern. Studien zeigen auch, dass wenn wir am Morgen unmittelbar nach einer Traumphase aufwachen, wir uns über den Tag fitter und vor allem geistig leistungsfähiger fühlen.

Welche Funktion haben Träume? Respektive: Warum träumt der Mensch eigentlich?

Wie bereits erwähnt, sind die Träume zum Abbau von psychischem, emotionalem und sozialem Stress sehr wichtig. Es gibt mehrere wissenschaftliche Hypothesen über die tatsächliche Funktion der Träume, die ja vor allem mit unserem Gehirn zu tun haben. Das Grundproblem für die Forschung ist – man kann Träume von außen nicht messen, die Traumerinnerung und das psychische Erleben sind nur durch Befragung zugänglich. Dennoch deuten aktuelle Forschungen auch in eine weitere Richtung: Träume sind für uns eine Art Lektionen, die uns helfen, auf schlimme reale Ereignisse vorbereitet zu sein. Es handelt sich also um eine Art Sicherheitstraining für Notfallsituationen. Gehen wir nämlich in unseren Träumen immer wieder mit beängstigenden Augenblicken um, kann unser Gehirn in der Realität schneller auf Bedrohungen reagieren, so die These. Einige Wissenschaftler gehen davon aus, dass Träume uns helfen, Erlerntes zu vertiefen, indem wir es im Schlaf gewissermaßen erneut durchleben. Meine persönliche Ansicht ist, dass Träume überwiegend eine Form von Lebens- und Seelentherapie sind, die uns dabei helfen, möglichst gut mit den Anforderungen des wachen Lebens fertigzuwerden und uns persönlich auf allen Ebenen zu entwickeln, vor allem auch spirituell.

Welches sind Ihre besten Tipps, um morgens erholt aufzuwachen?
Die Naturtalente für gesunden Schlaf sind im Begriff, auszusterben. Die Gesetze des Schlafs zu kennen ist heute die wichtigste Voraussetzung, um sich im Schlaf tatsächlich zu erholen. Der Schlaf braucht nämlich elementare Voraussetzungen wie entspannte Müdigkeit, Dunkelheit, Ruhe und bestimmte Hormone. Aus biologischer Sicht ist daher der Schlafplatz der wichtigste Platz in Haus, Wohnung und Hotel. Dieser muss nach meiner Erfahrung heute in jedem Falle schlafbiologisch optimiert werden, da Störfaktoren wie Elektrosmog, Erdmagnetfeld-Verzerrungen, Lichtreize und vieles andere den Schlaf stören. Und das Bett samt Bettinhalt, Zudecke und dem richtigen Kissen ist das

wichtigste Möbelstück. Schlafplatz und Bett müssen allen schlafbiologischen, orthopädischen, bettklimatischen und elektrobiologischen Anforderungen für den gesunden Schlaf entsprechen. Denn vier Monate (!) verbringen wir jedes Jahr im Schlaf. Und der gesunde, erholsame und – wie ich es nenne – der »bioenergetische Schlaf« beginnt bereits am Tage. Mit genügend Sonnen- und Tageslicht, ausreichender Bewegung, einem guten Rhythmus von Anspannung und Erholung, genügend Wassertrinken, schlaffreundlicher Ernährung und der Fähigkeit, Stress so gut wie möglich zu beherrschen. Zu viel Alkohol, Nikotin, Kaffee oder Bildschirme und Displays mit einem hohen Blaulichtanteil sollten am Abend vermieden werden. Diese Einflussfaktoren verhindern unter anderem die ausreichende Ausschüttung des Schlafhormons Melatonin. Die Folgen sind Ein- und Durchschlafstörungen und ein nicht erholsamer Schlaf.

Chronobiologie

Experte:
Prof. Dr. Jürgen Zulley ist Diplom-Ingenieur und Diplom-Psychologe, Professor für Biologische Psychologie an der Universität Regensburg und war vor seinem Ruhestand Leiter des Schlafmedizinischen Zentrums und Leitender Psychologe am Universitäts- und Bezirksklinikum Regensburg.
Er ist seit über 40 Jahren auf den Gebieten der Schlafforschung, Chronobiologie und Klinischen Psychologie tätig.
http://www.zulley.de/

Was bedeutet Chronobiologie? Wie kann ein Patient dieses Wissen für sich nutzen?

Das Forschungsgebiet der Chronobiologie befasst sich mit der wissenschaftlichen Untersuchung des rhythmischen Verlaufs biologischer Funktionen, den biologischen Rhythmen. Praktisch alle Funktionen des Menschen wie auch der Tiere verändern sich systematisch im Laufe des Tages und der Nacht. Eine »innere Uhr« steuert den periodischen Wechsel des Organismus. Als Beispiel seien so unterschiedliche Funktionen wie die Körpertemperatur, die Kreislaufstabilität, die Schmerzempfindung und die Leistungsfähigkeit genannt. Der Verlauf dieser Messgrößen ähnelt einer Sinuswelle mit einem Maximalwert und einem Minimalwert am Tage. Aufgrund dieser Rhythmik findet sich ein absolutes Tief für den Organismus um drei Uhr nachts. Dies ist auch der Zeitpunkt, wo der Nachtarbeiter die meisten Fehler macht, die Stimmung ihren Tiefpunkt hat und wo die meisten Menschen sterben, aber auch geboren werden. Eingebettet in diese Schwingung ist auch der Schlaf, der ja meist zu dem eben genannten Zeitpunkt stattfindet. Die innere Uhr sorgt dafür, dass der Mensch zu dieser Zeit nicht aktiv ist, sondern sie für Erholungsvorgänge nutzt. Gehorcht der Betreffende hierbei nicht seiner »inneren Uhr«, so muss er in der Nacht mit Schlafstörungen und am Tage mit Müdigkeit rechnen. Die Chronobiologie ist nicht zu verwechseln mit der Biorhythmik, einem völlig unwissenschaftlichen Ansatz, der von der Existenz dreier unterschiedlicher Periodizitäten ausgeht, die den Menschen beeinflussen sollen.

Wie kann sich Schichtarbeit auf den Schlaf auswirken? Was kann man gegen Störungen durch Schichtarbeit tun?

Der Schichtarbeiter lebt in einer normalen Umgebung, arbeitet und schläft jedoch zu unnatürlichen Tageszeiten. So der Nachtarbeiter, der versucht, am Tag zu schlafen und in der Nacht wach zu bleiben. Der Organismus kann sich dieser veränderten Lebensweise nicht anpassen und reagiert mit vielfältiger Beeinträchtigung. Die Folge sind vor allem Schlafstörungen und Leistungsbeeinträchtigungen, auf Dauer aber auch weiter gehende körperliche Erkrankungen. Als besonders belastend wird die Wechselschicht angesehen. Bei den Dauerschichten ist neben der Nachtschicht die Frühschicht problematisch, während die Spätschicht als deutlich weniger belastend angesehen wird.

Auf längere Dauer führt die Schichtarbeit zu gravierenden körperlichen und psychischen Schädigungen. Herz-Kreislauf-Störungen sowie gastrointestinale Beschwerden werden am häufigsten unter den organischen Erkrankungen genannt. Magenbeschwerden geben zum Beispiel 80 Prozent eines Kollektivs von Nachtarbeitern an.

Neben den neurovegetativen Beschwerden »innere Unruhe, Nervosität und vorzeitige Ermüdung« werden Schlafstörungen genannt. Letztere werden von bis zu 95 Prozent der Schichtarbeiter (mit Nachtschicht) und bis zu 55 Prozent der Dauernachtarbeiter aufgeführt. Aber auch 70 bis 90 Prozent der ehemaligen Schichtarbeiter klagen noch über Schlafstörungen, obwohl sie wieder im normalen Arbeitsrhythmus tätig sind.

Unter Schlafstörung bei Schichtarbeit werden Ein- oder Durchschlafstörungen, übermäßige Schläfrigkeit und verringerte Leistungsfähigkeit am Tage im zeitlichen Zusammenhang mit einer

Schichtarbeit verstanden. Chronisch ist diese Störung, wenn sie länger als drei Monate auftritt. Ausgeschlossen werden müssen andere Ursache für diese Schlafstörung. Hauptursache dieser Erkrankungen scheint die Störung der biologischen Rhythmik und vor allem des Schlaf-Wach-Wechsels zu sein. Da der Schlaf nicht mehr zur biologisch richtigen Zeit stattfindet, wird die Arbeit der Verdauungsorgane und auch des Immunsystems beeinträchtigt. Inwieweit Melatonin hierbei eine Rolle spielt, ist noch offen.

Durch Beachtung chronobiologischer und arbeitshygienischer Strategien kann das Ausmaß dieser Störungen reduziert werden.

Hat die Umstellung der Uhr auf die Sommerzeit Auswirkungen auf die Schlafqualität?

Können wir uns so einfach umstellen? Grundsätzlich nein, denn unsere innere Uhr ist sehr robust und ignoriert Änderungen, sie tut so, als ob alles beim Alten geblieben wäre. Das hilft uns, wenn wir mal eine Nacht durchmachen, dann beharrt die biologische Uhr auf den alten Rhythmus und bringt uns zurück in den Alltag. Und das merken wir vor allem bei der Umstellung auf die Sommerzeit. Unsere innere Uhr freut sich überhaupt nicht über den »kürzesten« Tag im Frühjahr. Dieser 23-Stunden-Tag ist außerhalb ihres Wirkungsbereichs, und das hat Konsequenzen. Im Frühjahr nach der Uhrenumstellung sind die meisten unausgeschlafen, vormittags müde, haben zu Mittag noch keinen Appetit und können abends erst mal nicht einschlafen, wenn sie rechnerisch ins Bett »müssen«. Die meisten Menschen gewöhnen sich erst nach zwei Tagen an die neue Zeit, manche sogar noch später. Selbst Kühe brauchen Zeit zur Umstellung: Regelmäßig produzieren sie zu Beginn der Sommerzeit weniger Milch. Es gibt auch weniger harmlose Folgen. So ereignen sich am ersten Montagmorgen der Sommerzeit acht Prozent mehr Verkehrsunfälle als an einem gewöhnlichen Montag. Kein Wunder, wir fahren in die Arbeit, während unser Geist und Körper noch schlafen. Umgekehrt ist es im Herbst; dann sind Unfälle um sieben Prozent seltener als sonst. Eine neue Studie aus Australien belegt, dass Menschen, die zu Depressionen neigen, sich in der Woche nach der Umstellung auf die Sommerzeit häufiger umbringen als zu anderen Zeiten. Dies belegt, dass die Uhrenumstellung sich gravierend auf Menschen auswirken kann.

Genau genommen haben wir am Tag der Uhrenumstellung eine Art Mini-Jet-Lag von einer Stunde. Im Frühjahr fliegen wir nach Helsinki und im Herbst nach London. Die eine Stunde Zeitunterschied ist zwar wenig, aber es ist nicht wie beim »richtigen« Jet-Lag, wo der veränderte Sonnenstand die Umstellung unterstützt. Deshalb wiegt der Saison-Lag schwerer und es ist nicht ganz so einfach, sich an diese kleine Änderung anzupassen. Sozusagen ein Mini-Jet-Lag unter erschwerten Bedingungen. Und auch beim richtigen Zeitzonenflug fällt uns die Umstellung nach einem Westflug mit der Verlängerung des Tages leichter als nach einem Ostflug. Eigentlich könnten wir uns das ersparen, wenn wir nicht zweimal im Jahr die Uhren umstellen würden.

Aber die gute Nachricht ist: Im Herbst, bei der Umstellung auf die Winterzeit oder besser Rückumstellung auf die Normalzeit, fällt es uns leicht, weil wir dann einen 25-Stunden-Tag haben. Da freut sich sogar unsere innere Uhr, denn das ist genau ihr Rhythmus. Sie würde gerne immer in einem 25-Stunden-Takt laufen, denn das ist ihr angeborener Rhythmus, wie wir aus Isolationsexperimenten wissen, bei der Versuchspersonen völlig zeitlos leben. Sie

tun dies dann in einem 25-Stunden-Tag. Wir kennen diesen biologischen Wunsch nach späterem Tagesbeginn vielleicht vom
Wochenende. Aber die Sonne zwingt uns nun einmal unerbittlich
ihren 24-Stunden-Tag-Nacht-Wechsel auf. Demzufolge genießen
viele Menschen bei der Umstellung auf die Winterzeit den verlän-
gerten Herbsttag und das Ausschlafenkönnen an wenigstens
einem Montag.

Sollten wir uns vorbereiten auf den »kürzesten Tag«? Da sind wir
morgens müde, aber am Abend wach und können nicht so einfach früher schlafen gehen. Erleichtern ließe es sich schon. Und
wer hier Probleme erwartet, sollte ab Samstag sowohl die Mahl-
zeiten als auch den Schlaf um 30 Minuten vorverlegen und am
Sonntag dann noch einmal um die weitere halbe Stunde. Dann ist
man auch vor dem gefährlichsten Montagmorgen des Jahres
wirklich ausgeschlafen. Am sinnvollsten wäre es allerdings, die
Sommerzeit gleich ganz abzuschaffen oder dauerhaft beizubehal-
ten. Die Uhrenumstellung ist nicht nur überflüssig, sie bringt nur
Nachteile mit sich.

Schlafplan

Schritt für Schritt zu gutem Schlaf

Wenn man gut schlafen kann, ist das ein Geschenk. Aber um dahin zu kommen, muss man aktiv werden. Nehmen Sie die Verantwortung für sich selbst an und sorgen Sie gut für sich – von der Vorbereitung bis zum sanften Hineingleiten in einen entspannten Schlaf.
Mithilfe dieses Plans kann jeder Erwachsene schlafen lernen.

Die eigenen Bedürfnisse kennen und achten

Finden Sie heraus, welcher Schlaftyp Sie sind. Probieren Sie aus, wie viel Schlaf Sie brauchen, und wenn Sie es wissen, dann achten Sie Ihre eigenen Bedürfnisse auch. Nichts ist so wichtig, dass es auf Dauer die Missachtung des eigenen Körpers und der Seele rechtfertigt.
Selbstverständlich gibt es Ausnahmen wie Flugreisen oder Termine, die sich nicht verschieben lassen. Aber der Grundtenor Ihres Lebens sollte so sein, dass Sie im Gleichklang mit sich selbst sind und nicht gegen Ihre innere Uhr agieren.

Schlafhygiene

Hierzu gehört alles, was Lebensgewohnheiten und Verhalten betrifft. Viele Themen sind hier im Buch angesprochen und Lösungsansätze werden vorgestellt. Einige Maßnahmen mögen Ihnen unbequem erscheinen, doch der Lohn für die Überwindung ist ein guter und entspannter Schlaf. Zeigen Sie Ihrem inneren Schweinehund die Zähne und bringen Sie sich selbst so viel Wertschätzung entgegen, dass Sie diese kleinen Mühen auf sich nehmen.

- regelmäßige Tagesabläufe
- immer die gleiche Schlafenszeit
- gute Schlafumgebung (Raumklima, Bett usw.)
- gesunde Ernährung
- Vermeidung von inneren und äußeren Störquellen
- Bewegung

Schlaflust wecken

Wenn Sie schlecht einschlafen können, ist es möglich, dass Sie mit der Zeit eine richtiggehende Schlafunlust entwickeln. Sie freuen sich nicht auf Ihr Bett, Ihnen graut regelrecht vor der Schlafenszeit.

Ihr Unterbewusstsein hat die Erfahrung gemacht, dass Schlaf zur Verfügung steht, auch wenn es ihn gar nicht will. Hier setzen Sie an. Beschränken Sie Ihre Schlafzeit.

Dieser bewusste Schlafentzug bewirkt ein Umdenken oder besser gesagt ein Umfühlen. Wenn Sie vorher mit Schaudern an die bevorstehende Schlafenszeit gedacht haben, werden Sie, wenn Sie richtig müde sind und Ihr Körper nach Entspannung lechzt, endlich wieder die Freude auf Ihr Bett erfühlen können. Sie haben die negative Konditionierung aufgehoben. Wenn Sie sich einige Male auf die Schlafenszeit gefreut haben, kann es dann zu einer positiven Konditionierung kommen. Sie gehen wieder gern ins Bett, wissen diese Zeit wieder zu schätzen.

Wenn Sie normalerweise um zehn Uhr ins Bett gehen – um sich dann bis weit nach Mitternacht herumzuwälzen –, dann schieben Sie die Bettzeit nach hinten. Gehen Sie erst um Mitternacht schlafen und stehen Sie zumindest anfangs um sechs Uhr auf, auch wenn Sie keine Termine haben. Ihr Körper wird sehr schnell auf diese Umstellung reagieren und das Einschlafen wird wieder zur Normalität.

Rituale

Suchen Sie sich Ihr persönliches Ritual und halten Sie daran fest. Nicht nur hin und wieder, nicht nur in der Euphorie des Anfangs, sondern über Wochen und Monate hinweg, vielleicht sogar für immer.

Entspannungsübungen

Probieren Sie unterschiedliche Ansätze für ein entspanntes Leben aus und bleiben Sie bei der Technik, die Ihnen am ehesten entspricht, mit der Sie sich wohlfühlen.

Üben Sie regelmäßig. Zu Beginn täglich, später mindestens zwei bis drei Mal pro Woche.

Wenn Sie sich an diese einfachen Regeln halten, wird Ihr Schlafverhalten sich ändern. Bald sind durchwachte Nächte Vergangenheit und Sie gehen ausgeschlafen und munter durch Ihr Leben.

Die Kraft der Natur

Natürliche Hilfsmittel

Mithilfe der Natur können Sie Ihre Seele verwöhnen und einen sanften Weg in eine gute Nacht gehen. Manchmal reicht die eigene Kraft nicht aus und es braucht ein bisschen Unterstützung. Kein Grund, gleich zu Schlafmitteln zu greifen.

Die Natur ist eine wahre Schatzkammer und bietet eine enorme Fülle an Möglichkeiten. Egal, ob Phytotherapie, Aromatherapie oder Homöopathie, wenn es nötig ist, können Sie Ihre natürliche Einschlafhilfe finden.

Gerade am Anfang tut man sich oft etwas schwer mit einer Lebensumstellung, auch wenn man sie gerne vornimmt und weiß, dass sie einem zugutekommt. Wenn Sie sich mit der Entspannung und dem neuen, schlaffördernden Leben anfangs schwertun, kann die Natur Ihnen hilfreich zur Seite stehen.

Aber bitte lassen Sie Ihren persönlichen Einsatz nicht einfach weg und greifen stattdessen zu einer Pille. Das ist nie gut, auch nicht, wenn es sich um ein natürliches Heilmittel handelt. Viel sinnvoller ist es, mit natürlichen Mitteln die eigenen Bemühungen zu unterstützen. Wenn Sie die Entspannung gut beherrschen, werden Sie die zusätzliche Hilfe irgendwann nicht mehr benötigen.

Bachblüten

Die Bachblütentherapie wurde von Dr. Edward Bach (1886–1936) begründet. Mit ihren sanften Schwingungen harmonisieren sie die Energien und lösen Blockaden. Meistens werden sie als Tropfen, Globuli oder Salben verwendet.

Die Mischungen werden meist individuell zusammengestellt, wobei man nicht zu viele Blüten in eine Mischung packen sollte. Jede Blüte eröffnet eine Baustelle in unserer Seele und wenn wir zu viele Baustellen gleichzeitig bearbeiten wollen, geht es der Seele so wie unseren Autobahnen. Es kommt zum Kollaps und nichts geht mehr.

Inzwischen gibt es auch eine Reihe von fertigen Blütenmischungen auf dem Markt, die man nehmen kann, wenn man nicht zu tief in die Persönlichkeitsarbeit einsteigen möchte. Diese Bachblütenangebote finden Sie in sehr vielen Apotheken.

Besonders bekannt und beliebt ist die Notfall-Blütenmischung. Diese können Sie auch als Bonbons kaufen. Es gibt aber zum Beispiel auch Mutmach-Mischungen, Träumschönblüten und Ruhekombinationen.

Bachblüten im Überblick

Im Folgenden finden Sie alle Bachblüten aufgelistet. Zu jeder Blüte gibt es Stichworte, welche Themenschwerpunkte mit dieser Blüte in Verbindung stehen. Danach finden Sie das zur Blüte gehörende negative Gedankenbild.

Agrimony – Odermennig

Echte Fröhlichkeit, Zugang zu den eigenen Gefühlen

Wie der Clown im Zirkus, so versprüht der Agrimony-Typ Fröhlichkeit und versteckt sich dabei hinter seiner lächelnden Maske.

Aspen – Espe (Zitterpappel)

Mut, Zuversicht

Ein ungutes Bauchgefühl, eine unterschwellige Unsicherheit, grundlose Befürchtungen sind typisch für Aspen.

Beech – Rotbuche

Toleranz, Großzügigkeit, Diplomatie

Die spitze Zunge ist das Markenzeichen des Beech-Typs. Er kritisiert andere, sieht bei sich selbst großzügig über Schwächen hinweg.

Centaury – Tausendgüldenkraut

Stärke, Führungskraft

Centaury-Menschen lassen sich leicht beeinflussen und stehen nicht zu ihrer Meinung. Sie werden oft ausgenutzt.

Cerato – Bleiwurz (Hornkraut)

Glaube an sich selbst, Vertrauen zu sich selbst

Menschen, die sich leicht beeinflussen lassen und ihre Meinung nicht vertreten. Oft sind ausgeprägte Zweifel die Ursache.

Cherry Plum – Kirschpflaume
Ausgeglichenes Gemüt, Ruhe
Temperamentsausbrüche treiben den Cherry-Plum-Typen zur Verzweiflung, weil er weiß, dass sein Verhalten zerstörerische Kräfte entwickelt.

Chestnut Bud – Knospe der Rosskastanie
Entspannung, Lernfähigkeit, Aufmerksamkeit
»Ja, aber ...« – sagt der Chestnut-Bud-Typ. Er fühlt sich ständig unter Strom und kann nicht abschalten. Gleiche Fehler werden immer wieder gemacht.

Clematis – Weiße Waldrebe (Greisenbart)
Konzentration, Aufmerksamkeit, Anteilnahme
Clematis-Menschen sind Tagträumer. Oft zeigen sie fehlende Anteilnahme. Sie wirken distanziert und haben einen schlechten Zugang zu ihren Mitmenschen und zu ihrem eigenen Seelenleben.

Crab Apple – Holzapfel
Reinheit, Klarheit, Selbstliebe
Ein Gefühl der Unreinheit und des Ekels vor sich selbst. Eine völlig verzerrte Wahrnehmung von sich selbst. Beispiel Magersüchtiger. Das Spiegelbild zeigt vorstehende Hüftknochen und durch die Haut drückende Rippenbögen. Der Betroffene sieht Speckrollen und Üppigkeit.

Chicory – Wegwarte

Altruismus, Gelassenheit, Ausgewogenheit

Egoistische Menschen nehmen sich selbst sehr wichtig und lieben es, wenn andere nach ihrer Pfeife tanzen. Es kommt vor, dass über den Umweg der extremen Fürsorge andere Menschen in eine Abhängigkeit gedrängt werden. Es gipfelt in Herrschsucht.

Elm – Ulme

Selbstsicherheit, Wissen um die eigene Leistung

Die Elm-Kraft ist für leistungsorientierte Menschen, die ihren eigenen Ansprüchen nie gerecht werden können. Sie geben ihr Bestes und haben doch immer das Gefühl, es sei nicht genug. Dabei gehen sie über die eigenen Grenzen. Sie fühlen sich unzulänglich.

Gentian – Herbstenzian

Selbstsicherheit, Optimismus, Freude

Sie lassen sich schon durch kleine Widrigkeiten schnell entmutigen, werden von Zweifeln geplagt. Die Folge sind Niedergeschlagenheit und Unzufriedenheit.

Gorse – Stechginster

Durchhaltekraft, Optimismus, Hoffnung

Wenn Hoffnungslosigkeit sich ausbreitet, ist die Verzweiflung nicht weit entfernt. Die Energie fließt ab und Menschen in diesem seelischen Zustand sind schnell bereit, aufzugeben.

Heather – Schottisches Heidekraut

Altruismus, Nächstenliebe

Manchmal sind Menschen so auf sich selbst fokussiert, dass sie die Bedürfnisse ihres Umfelds ausblenden. Und dennoch erwarten sie selbst von anderen Aufmerksamkeit und Zuspruch.

Holly – Stechpalme

Liebe, Wohlwollen, Großzügigkeit

Negative Gefühle den Mitmenschen gegenüber blockieren die eigene Freude. Erst sind es Nadelstiche der Eifersucht, wir missgönnen anderen ihr Glück, sind neidisch und am Ende ist da nur noch Hass.

Honeysuckle – Geißblatt

Leben in der Gegenwart, Angekommensein

Besonders in Zeiten, in denen wir mit der gegenwärtigen Situation nicht zufrieden sind, besteht die Gefahr, dass wir uns in die Vergangenheit flüchten. Wir schwelgen in nostalgischen Gefühlen. Auch Heimweh hängt an Vergangenem.

Hornbeam – Weißbuche (Hainbuche)

Neue Kraft und Energie, Schwung

Manchmal geht der Alltag über unsere Kräfte hinaus. Die Folgen sind eine tiefe Erschöpfung, körperliche Abgeschlagenheit, Müdigkeit, aber auch seelische Schwäche und Kraftlosigkeit.

Impatiens – Drüsentragendes Springkraut

Geduld, Gelassenheit

Viele Menschen wollen immer alles sofort und können nur

schlecht mit Wartezeiten umgehen. Sie haben das Loslassen, das Verweilen verlernt. Die Folge ist eine schwer zu ertragende Ungeduld.

Larch – Lärche

Selbstvertrauen, Optimismus, Selbstwertgefühl

Dem Larch-Typ fehlt es an Selbstvertrauen. Er hat Minderwertigkeitskomplexe. Die Folge ist ein pessimistisches Grundgefühl. Er erwartet immer einen Misserfolg. Durch diese negative Einstellung fehlt es diesen Menschen natürlich an Schwung. Sie wirken saft- und kraftlos.

Mimulus – Gefleckte Gauklerblume

Mut, Stärke

Alle Arten benennbarer Ängste können mit der positiven Schwingung von Mimulus behandelt werden. Aber auch eine ängstliche Grundhaltung und Schüchternheit gehören zu dem Energiefeld dieser Blüte.

Mustard – Wilder Senf

Glücksgefühle, Freude

Manchmal haben wir Phasen von Traurigkeit, die ohne erkennbare Ursache auftreten. Wenn dieses Gefühl länger anhält oder sogar in eine Depression gipfelt, dann braucht die Seele Unterstützung.

Oak – Eiche

Loslassen können

Gewinnen ist schön, aber manchmal ist es auch wichtig, eine Niederlage zu akzeptieren. Auch Schwäche zu zeigen ist ein Teil von Stärke, aber gerade das fällt Menschen, die die Energie von Oak benötigen, oft sehr schwer.

Olive – Olivenbaum
Gesundheit, Energie
Trotz eines ausgewogenen Lebens dominiert das Gefühl der Erschöpfung. Dieser Erschöpfungszustand kann auch Ausdruck einer chronischen Erkrankung sein, die den Zugang zu Energien blockiert.

Pine – Schottische Kiefer
Eigenliebe, Selbstwert
Wenn Selbstvorwürfe und Schuldgefühle gegen sich selbst erhoben werden, ohne vorher die Situation zu reflektieren, dann sind die Energien aus dem Gleichgewicht geraten.

Red Chestnut – Rote Kastanie
Optimismus
Die Arbeit mit Red Chestnut empfiehlt sich für den klassischen Pessimisten, den ewigen Schwarzseher, der auch bei wolkenlosem Himmel nie ohne Regenschirm das Haus verlässt.

Rock Water – Quellwasser
Gelassenheit, Lockerheit
Alles soll perfekt sein und unsere Vorstellungen von richtig oder falsch sind fest gemauert und unumstößlich. Was uns fehlt, ist ein Mindestmaß an Gelassenheit.

Rock Rose – Gelbes Sonnenröschen

Gelassenheit, Vertrauen in das Leben, Mut

Das Sein wird von Ängsten dominiert. Das kann bis zu Panikzuständen gehen. Ohne das notwendige Vertrauen ist es nicht möglich, Mut zu schöpfen und mit Freude das Leben anzunehmen.

Scleranthus – Einjähriger Knäuel

Entschlusskraft, Sicherheit, Meinungsstärke

Wenn die Unentschlossenheit so weit geht, dass keine Entscheidung mehr möglich ist, dann wird das zum Problem. Weil man sich nicht entscheiden kann, wechselt man oft die Meinung.

Sweet Chestnut – Esskastanie

Hoffnung, Optimismus, Harmonie

Tief sitzende Hoffnungslosigkeit zermürbt Menschen, die mit Sweet Chestnut arbeiten sollten. Sie fühlen sich verzweifelt, ohne einen Grund benennen zu können. Der innere Schmerz verhindert jedes noch so kleine Glücksgefühl.

Star of Bethlehem – Doldiger Milchstern

Trost, Ruhe, Zuversicht

Die Energie des Star of Bethlehem lässt sich sehr vielseitig einsetzen. Das fängt bei kleinen alltäglichen Ärgernissen an, die die Seele aufwirbeln, oder kleinen körperlichen Ereignissen wie ein Schnitt in den Finger oder ein blauer Fleck, und geht bis zu großen Lebenseinschnitten wie Trauer und Schock.

Vervain – Eisenkraut

Gelassenheit, Entspannung, Harmonie

Stress, überschießende Gefühle, Übereifer und innere Spannung sind Gefühle, die einem Leben in Harmonie entgegenstehen. Erst wenn diese Spannungen losgelassen werden, kommen die Energien wieder in Fluss.

Vine – Weinrebe

Flexibilität, soziale Kompetenz, Weichheit

Der Hunger nach Macht blockiert positive Gefühle. Die Sehnsucht nach der Führungsposition ist so groß, dass keine Schwäche zugelassen wird. Unbeugsam und mit hohen Anforderungen an sich selbst verfolgt der Vine-Typ das Ziel.

Walnut – Walnuss

Freude an Veränderung, Fröhlichkeit, Optimismus

Leben bedeutet Veränderungen. Manche Menschen tun sich jedoch schwer damit. Anstatt voller Neugier auf das zu schauen, was kommt, halten sie an Vergangenem fest und blockieren damit sich selbst und andere.

Water Violet – Sumpfwasserfeder

Freude am Miteinander, Gelassenheit im Umgang mit anderen

Aus einem Bedürfnis nach Ruhe und Einsamkeit heraus andere nicht an sich heranzulassen ist nur kurzfristig wohltuend. Man verhindert den notwendigen und wohltuenden Kontakt zu seinen Mitmenschen.

Wild Oat – Waldtrespe
Mut, Zufriedenheit, den eigenen Lebensweg kennen
Wenn man nicht weiß, wo man hinmöchte, dann fällt der nächste Schritt schwer. Diese Unsicherheit behindert den Energiefluss. Man sucht erfolglos nach Hinweisen, um den eigenen Lebensweg zu finden.

Wild Rose – Heckenrose
Aufmerksamkeit, Antriebskraft
Manchmal resignieren wir vorschnell vor schwierigen Aufgaben und glauben nicht, dass es eine Lösung gibt.

White Chestnut – Rosskastanie
Klarheit, Zuversicht, Loslassen
Die Gedanken kreisen manchmal immer wieder um das gleiche Thema. Dieses Gedankenkarussell ist quälend und zermürbend.

Willow – Gelbe Weide
Vergebung, Liebe
Zu lieben bedeutet auch, vergeben zu können. Wenn uns das nicht möglich ist, folgen Verbitterung und Zorn. Das Leben wird als ungerecht empfunden.

Schüßler-Salze

Dr. Wilhelm Heinrich Schüßler (1821–1898) begründete die Therapie mit homöopathisch aufbereiteten Salzen.
Er wollte eine einfache Therapiemöglichkeit haben und der

Unüberschaubarkeit der Homöopathie damit entgehen. Es gab damals schon über 1000 verschiedene homöopathische Mittel, heute sind es mehr als doppelt so viele. Gleichzeitig kam die Wissenschaft immer mehr zu der Erkenntnis, wie wichtig Mineralsalze für unseren Organismus sind.

Unsere Zellen benötigen ein gewisses Maß an Mineralsalzen, um funktionieren zu können. Wenn dieses Maß nicht im Gleichgewicht ist, gibt es Funktionsfehler in den Zellen, im Organismus, und es entstehen Krankheiten.

Die klassische Mineralsalztherapie führt dem Körper die Salze in Form von Nahrungsergänzung oder Tabletten zu und versucht so, das Gleichgewicht wiederherzustellen. Hierbei ist es wichtig, genau zu wissen, welches Salz in welcher Menge benötigt wird, da eine Überdosierung mitunter sogar gefährlich werden kann. Eine solche Substitutionstherapie ist deshalb auch nicht zur Selbsttherapie geeignet und sollte unter medizinischer Betreuung stattfinden.

Bei der Therapie mit Schüßler-Salzen werden die fehlenden Salze in potenzierter Form verabreicht und die Zellen dadurch angeregt, das entsprechende Salz vermehrt aus der Nahrung aufzunehmen. Hierbei besteht durch die potenzierte Form keine Gefahr der Überdosierung, das ist einer der Vorteile dieser Therapie gegenüber der klassischen. Ist die Zelle ausreichend versorgt, wird sie sich nicht noch mehr von diesem Salz holen.

Ein weiterer, sehr bedeutender Vorteil der Therapie nach Dr. Schüßler ist die Anregung des Körpers zur Selbstheilung. Der Körper lernt wieder, seinen Bedarf aus der Nahrung zu decken und wird nicht in der »Bequemlichkeit« unterstützt, wie es zum Beispiel bei der Vitaminersatztherapie der Fall ist. Wenn Sie

Ihrem Körper die Vitamine in Form von Nahrungsergänzung oder Tabletten immer bequem präsentieren, wird er faul und verlernt, die Nahrung aufzuschlüsseln. Warum sollte er auch die Inhaltsstoffe eines Apfels mühsam aufnehmen, wenn doch gleich hinterher die Vitamine ohne viel Zutun geliefert werden? Es entsteht eine ungesunde Abhängigkeit. Außerdem ist noch lange nicht alles erforscht, was uns Obst und Gemüse, abgesehen von den Vitaminen, an Inhaltsstoffen bieten und wie diese zusammenspielen. Es gibt, wie fast immer, natürlich auch hier Ausnahmen, aber es sind besondere Fälle und Situationen, bei denen ein Zusatz bestimmter Stoffe sinnvoll ist. Die Regel sollte es nicht sein.

Aber nun wieder zurück zu den Schüßler-Salzen. Da die Salze nicht in der Endform zugeführt werden, sondern in der potenzierten Aufbereitung, können sie problemlos als Eigentherapie eingesetzt werden, eine Bedarfskontrolle ist nicht notwendig.

Aber eine Warnung muss auf jeden Fall an dieser Stelle ausgesprochen werden. Nehmen Sie Ihre Symptome nicht auf die leichte Schulter. Bei Unsicherheit oder bei längerem Symptombestehen gehen Sie bitte auf jeden Fall zum Heilpraktiker oder Arzt, um die Ursachen abklären zu lassen.

Über die Behandlung der Grundproblematik kann eine Therapie mit Schüßler-Salzen auch bei Schlafstörungen helfen.

Schüßler selbst hat zu Lebzeiten zwölf Salze entdeckt und beschrieben. Im Laufe der Jahre sind durch neuere Erkenntnisse noch weitere zwölf Salze dazugekommen.

Schüßler-Salze im Überblick

Die Hauptsalze Nr. 1 bis Nr. 12 finden Sie hier im Überblick. Unter der Nummer und dem Namen stehen jeweils die übliche Regelpotenz und ein kurzer Hinweis auf das Wirkungsgebiet des jeweiligen Salzes.

Nr. 1 Calcium fluoratum
Regelpotenz D12
Macht Hartes weich und elastisch und Weiches hart und elastisch, strafft schlaffe Haut, härtet Zahnschmelz und Knochen, wird oft in Verbindung mit Nr.11 Silicea eingesetzt.

Nr. 2 Calcium phosphoricum
Regelpotenz D6
Wirkt entkrampfend und entspannend auf Muskulatur und Nerven, Aufbaumittel nach schwächenden Erkrankungen, wichtiges Allergiemittel.

Nr. 3 Ferrum phosphoricum
Regelpotenz D12
Alle Anzeichen des 1. Entzündungsstadiums: Verletzungen, Prellungen, Schnittwunden, Halsweh, Gliederschmerzen, Infektabwehr.

Nr. 4 Kalium chloratum
Regelpotenz D6
Das Mittel für das 2. Entzündungsstadium, bei Entzündungen der Schleimhäute.

Nr. 5 Kalium phosphoricum

Regelpotenz D6

Ist das Nährsalz für Körper, Psyche und Geist, bei Schwäche-
zuständen unterschiedlichster Ursache, Angstzuständen, wich-
tigstes Mittel für die Psyche.

Nr. 6 Kalium sulfuricum

Regelpotenz D6

Das Salz für das 3. Entzündungsstadium, Gewebsdefekte werden
repariert, fördert Bildung neuer Haut- und Schleimhautzellen.

Nr. 7 Magnesium phosphoricum

Regelpotenz D6

Das Standardmittel für alle krampfartigen Leiden und Schmerz-
zustände.

Nr. 8 Natrium chloratum

Regelpotenz D6

Kommt sowohl bei übermäßiger Trockenheit als auch bei zu viel
Feuchtigkeit zum Einsatz, bestes Schnupfenmittel der Naturheil-
kunde bei Fließnase.

Nr. 9 Natrium phosphoricum

Regelpotenz D6

Entsäuerungsmittel, einsetzbar bei Gicht, Adipositas, Diabetes
(nur begleitend).

Nr. 10 Natrium sulfuricum

Regelpotenz D6

Wirksamstes Ausscheidungsmittel der Schüßler-Salze, besonders bei Ödemen.

Nr. 11 Silicea

Regelpotenz D12

Silicea baut das Bindegewebe, die Haut und Schleimhäute auf und stabilisiert, steigert die Abwehr.

Nr. 12 Calcium sulfuricum

Regelpotenz D6

Wachstumsstörungen der Knochen, Funktionsstörungen der Leber und Lymphknoten, weckt schlafende Herde (z.B. festsitzende Bronchitis).

Kräuter – (k)ein Hexenzauber

Die Zeiten, in denen nur Kräuterhexen geheimnisvolle Zutaten gesammelt und verarbeitet haben und daraus wirksame Kräutermittel hergestellt haben, sind vorbei.

Es geht nicht mehr um Hexenzauber. Viele der Kräuter sind heutzutage wissenschaftlich erforscht, die Wirkung in zahlreichen Studien belegt. Kräuter haben einen festen Platz in der Medizin. Gleichzeitig bleiben sie ein Hausmittel, das für jeden verfügbar ist. Oft kann man sich einfach im eigenen Garten bedienen oder getrocknete Kräuter in Apotheken und Reformhäusern kaufen.

Es gibt eine ganze Reihe schlaffördernder Kräuter, die entspannend und beruhigend wirken.

Das bekannteste Beruhigungskraut ist vermutlich der Baldrian.

Oft werden Kräuter als Tee zubereitet und genossen. Es werden aber auch Medikamente daraus hergestellt, sogenannte Phytotherapeutika. Wenn Sie darauf zurückgreifen wollen, lassen Sie sich in Ihrer Apotheke beraten.

Entspannende Kräuter für den Tee

Es gibt so viele Kräuter, die eine positive Wirkung auf den Schlaf haben können, dass es unmöglich ist, alle aufzuzählen. Eine kleine Auswahl sei hier aber genannt:

Genießen Sie Ihren Tee eine Stunde vor dem Schlafengehen. So vermeiden Sie nächtlichen Blasendruck.

Baldrian, Borretsch, Brombeerblätter, Johanniskraut, Fenchel, Hopfen, Kamille, Lavendel, Melisse, Pfefferminz, Ringelblumen, Rosenblüten und Salbei.

Diese Kräuter können Sie nach eigenem Geschmack zu Tee-Mischungen zusammenstellen. Sie können aber auch auf bewährte Rezepte oder fertige Mischungen zurückgreifen.

Zwei Rezepte möchte ich Ihnen hier vorstellen:

Schlaf-gut-Mischung

Drei Teile Melisse, zwei Teile Fenchel, ein Teil Anis

Schöne-Träume-Mischung

Zu gleichen Teilen Melisse, Hopfen, Baldrianwurzel

Teezubereitung

Lassen Sie das Wasser aufkochen und warten Sie dann etwa zehn

Sekunden, bevor Sie die Kräuter übergießen. Sie können die Kräuter lose in die Tasse geben und nach dem Ziehen abseihen oder ein Teesieb verwenden.

Decken Sie den Tee zu und lassen Sie ihn zehn Minuten ziehen. Nun genießen Sie Ihren Schlaftee Schluck für Schluck.

Heiße Milch mit Honig

Es ist nicht wissenschaftlich belegt, aber in der Praxis vielfach bewährt. Ein Glas warme Milch mit Honig wirkt beruhigend und hilft dabei, den Tag loszulassen.

Genießen Sie ein kleines Glas Milch mit Honig eine halbe Stunde vor dem Zubettgehen. Kippen Sie die Milch nicht einfach in sich hinein, sondern genießen Sie sie Schluck für Schluck. Spüren Sie der Wärme nach, die sich in Ihrem Bauch ausbreitet. Lesen Sie währenddessen, oder legen Sie die Füße hoch und denken dabei an etwas Schönes. Machen Sie ein behagliches Ritual daraus, das verstärkt die Wirkung.

Aromatherapie

Mit Düften können Sie sich auf angenehme Weise etwas Entspannung und Ruhe schenken. Aromaöle gibt es im Handel zu kaufen. Sie können mit Duftlampen das Aroma in den Raum holen, oder auch ein oder zwei Tropfen auf einen Schal geben, den Sie tragen. So inhalieren Sie den Duft sehr direkt.

Wichtig ist, dass Sie nicht das Schlafzimmer für die Aromathera-

pie wählen. Falls doch, bitte im Anschluss an eine halbe Stunde oder Stunde Duftbad den Raum gründlich lüften.
Sie können aber auch einen duftenden Tee zubereiten und während des langsamen

Bitte kaufen Sie nur natürliche Aromaöle, so haben Sie die Garantie, dass alle wirksamen Inhaltsstoffe auch enthalten sind.

Trinkens immer wieder bewusst den Duft inhalieren. Oder Sie gönnen sich ein heißes Bad mit einem Duft-Badezusatz.
Auch eine Massage, die man sich selbst gibt oder die man sich geben lässt, kann über die Wahl des Massageöls zusätzlich eine aromatherapeutische Wirkung haben.

Düfte, die für Entspannung und Wohlbefinden sorgen

- Anis
- Bergamotte
- Fichtennadel
- Jasmin
- Kamille
- Lavendel
- Melisse
- Orange
- Rose
- Ylang-Ylang

Tipps und Tricks

So segeln Sie sanft ins Land der Träume

Oft sind es gar nicht die großen Veränderungen, sondern vielmehr die kleinen Dinge, die den Erfolg bringen. Wer entspannt und gelassen lebt, hat damit eine gute Basis geschaffen, um auch gut zu schlafen. Wenn das trotzdem nicht klappt, dann können Verhaltensweisen dabei eine Rolle spielen, bei denen man es erst einmal nicht vermutet. Hier kommen ein paar Anregungen, wie Sie sich durch Ihr Alltagsverhalten fit für einen entspannten Schlaf machen können.

Kohlenhydrate machen müde, Eiweiß macht munter?

Dieser Effekt hängt unter anderem mit dem Hormon Orexin zusammen, das im Hypothalamus produziert wird. Dieses Hormon ist für die Schlafsteuerung zuständig. Wenn es fehlt, wird man schläfrig. Zucker (also Kohlenhydrate) hemmt die Produktion, Eiweiß regt sie an. So weit, so gut.

Aber eine Schläfrigkeit, die durch kohlenhydratreiches Essen ausgelöst wird, ist noch lange kein Garant für einen guten und gesunden Schlaf. Nicht ein Erschöpfungsschlaf ist unser Ziel, sondern ein entspannter, energiebringender Schlummer. Es geht um eine gute Schlafqualität. Und hierfür sind eine gesunde Lebensführung und eine ausgewogene Ernährung absolut wichtig.

Es gibt noch einen zweiten Aspekt, der gegen Kohlenhydrate als Einschlafhilfe spricht: Gerade in der heutigen Zeit, in der immer mehr Menschen Probleme haben mit Übergewicht, wäre es fatal, sich abends »müde zu essen«, weil man Schlafstörungen hat. Tun Sie sich und Ihrem Körper das nicht an.

Essen Sie Ihre letzte Mahlzeit zwei bis drei Stunden vor dem Zubettgehen. Ernähren Sie sich gesund und wenn Sie abnehmen wollen, greifen Sie abends zu eiweißreicher Ernährung und lassen Sie die Kohlenhydrate weg.

Sie werden tatsächlich weniger schläfrig sein, das Eiweiß regt den Stoffwechsel an und gibt Energie. Aber nach einer kurzen Zeit der Umstellung werden Sie sich trotz der fehlenden Schläfrigkeit entspannter und wohler fühlen. Und Entspannung ist der Schlüssel zu einem guten Schlaf.

Musik für mehr innere Ruhe

Die absolute Ruhe in Kombination mit Stille ist etwas wirklich Schönes. Doch gerade Personen, die stark unter Stress stehen, tun sich mit Stille oft schwer.

Statt der erhofften Ruhe beginnen die Nerven zu rebellieren, die Gedanken schlagen Purzelbäume und die Stille entwickelt auch

ohne einen einzigen Ton eine unange-
nehme Lautstärke.

Es braucht viel Übung und Selbstdisziplin,
um mit Stille genussvoll umzugehen und

Es ist nicht wichtig, wie Sie zur Ruhe kommen. Nur das Ergebnis zählt – die Entspannung ist das Ziel.

das Innere von allem Ballast zu befreien, den Geist zu leeren und
die Seele im Nichts ruhen zu lassen.

Grämen Sie sich nicht, wenn Sie es nicht können. Nirgends steht
geschrieben, dass es nur diesen Weg zur Ruhe gibt. Nicht jeder
muss ein Meister der Entspannung sein. Und nicht für jeden ist
diese Stille, die als so perfekt beschrieben wird, auch wirklich das
Richtige.

Musik kann ein sanfter Begleiter sein auf dem Weg zur inneren
Ruhe.

Achten Sie darauf, dass Sie ruhige Musikstücke wählen. Nehmen
Sie keine Musik mit Gesang, über den Text bekommen Sie Infor-
mationen. Automatisch denken Sie über die Worte nach, je nach
Inhalt werden Emotionen geweckt. Viel besser ist instrumentale
Musik. Und hier Stücke, die nicht aufgeregt sind. Die Töne sollen
sanft plätschern, sie sollen Sie tragen, einhüllen und Ihnen das
Gefühl der Geborgenheit und Ruhe vermitteln. Wenn das der Fall
ist, haben Sie die richtige Musik für sich gefunden.

Genießen Sie es. Lassen Sie den Alltag los und geben Sie sich in
die Energie der Klänge. Lenken Sie sich nicht dabei ab, gönnen Sie
sich lieber eine halbe Stunde, die ganz im Zeichen der Entspannung steht.

Bewegung und Sport

Auch körperlich kann man viel für einen guten Schlaf tun. Regelmäßige Bewegung und das Fordern der körperlichen Kraft sorgen dafür, dass Sie müde werden.

Doch überfordern Sie sich nicht, sonst verpufft der positive Effekt. Überlastete Muskeln schmerzen, zucken und stören den Schlaf.

Wichtig ist nicht eine einzelne hohe Leistung, sondern die Regelmäßigkeit, mit der Sie aktiv sind. Eine tägliche kleine Sporteinheit tut gut, nicht nur in Bezug auf den Schlaf.

Jedoch ist Sport direkt vor dem Schlafengehen nicht empfehlenswert, da das Einschlafen dadurch erschwert wird.

Gemäßigte Bewegung und Sport verbessern die Schlafqualität. Überforderung ist kontraproduktiv. Starke Aktivität und sportliche Work-outs sollten auf die erste Tageshälfte gelegt werden, da der Körper dadurch angeregt wird. Es werden Energien freigesetzt, die erst langsam wieder abgebaut werden. Je nach Typ kann das einige Stunden dauern.

Schlafpille Frischluft

Frischluft ist eine sehr wirksame Medizin, die es gratis und ohne Nebenwirkung gibt. Ausreichend Sauerstoff stärkt die Immunabwehr und ist wichtig für den gesamten Organismus.

Ein kleiner Abendspaziergang kann ein wunderbares Ritual werden, um damit ein Signal für die beginnende Nachtruhe zu setzen.

Es geht hierbei nicht um eine große Wanderung. Sie sollen sich nicht aktivieren, sondern nur Körper, Geist und Seele durchlüften. Den Tag wegatmen und die Nacht willkommen heißen.

Spazieren Sie zehn Minuten um den Block. Lassen Sie die Seele baumeln oder gehen Sie die Ereignisse des vergangenen Tages noch einmal durch. Lassen Sie den Tag Revue passieren, ordnen Sie Ihre Gedanken und lassen Sie dann ganz bewusst los. Dabei atmen Sie tief durch und tanken wohltuende Frischluft.

Noch ein paar einfache Kniffe

Wenn Sie länger als eine halbe Stunde nicht einschlafen können, dann werden Sie aktiv. Entweder stehen Sie auf und lenken Sie sich ab. Wiederholen Sie Ihr persönliches Einschlafritual, lesen Sie einige Seiten in einem nicht spannungsgeladenen Buch, oder hören Sie etwas entspannende Musik. Oder Sie bleiben liegen und machen eine Entspannungsübung.

Stellen Sie Ihren Wecker aus Ihrem Gesichtsfeld heraus. Wer schlecht schläft, neigt dazu, bei jedem Wachwerden nach dem Wecker zu schielen, um dann genervt festzustellen, wie lange er sich schon schlaflos gewälzt hat. Machen Sie damit Schluss. Nachts ist es vollkommen egal, wie viel Uhr es ist.

Eine Wärmflasche auf dem Bauch wirkt entspannend.

Dunkelheit bringt Ruhe für die Augen und für das Bewusstsein. Schlafen Sie in einem abgedunkelten Raum und verwenden Sie gegebenenfalls eine Schlafbrille.

Schließen Sie Frieden mit dem vergangenen Tag. Lassen Sie vor dem Zubettgehen ganz bewusst den Alltag los und legen Sie sich die ausstehenden Angelegenheiten für den nächsten Tag zurecht. In der Zeit des Schlafens haben sie keinen Platz in Ihrem Bewusstsein.

Sobald Sie in Ihr Bett schlüpfen, ist Grübeln tabu. Wenn Sie keine Entspannungsübung machen wollen, geben Sie Ihrem Geist ein schönes Bild, eine einfache Visualisierung, an der er sich festhalten kann. Zum Beispiel ein Sommertag an einem See. Oder ein Baum. Bleiben Sie bei diesem Bild und lassen Sie die Gedanken, die vielleicht aufkommen wollen, immer wieder geduldig und in Liebe los.

Leben Sie regelmäßig. Je strukturierter und gleichmäßiger Ihr Leben abläuft, desto leichter wird es Ihnen fallen, einen guten Schlafrhythmus zu finden. Wer immer zur gleichen Zeit zu Bett geht, schläft leichter ein.

Verzichten Sie im Schlafzimmer auf Fernsehgerät und Computer.

Nutzen Sie eine nächtliche Stromfreischaltung für das Schlafzimmer, um Elektrosmog zu vermeiden.

Wenn ein Gedanke immer wieder kommt und Sie nicht in Ruhe lässt, dann schreiben Sie ihn auf, dann können Sie ihn hinterher besser loslassen.

Ein warmes Bad oder eine warme Dusche vor dem Schlafengehen tun gut. Verzichten Sie auf anregende Seifen oder Badezusätze wie zum Beispiel Rosmarin und wählen Sie entspannende Düfte wie Lavendel, Melisse oder Rose.

Gestalten Sie Ihr Zubettgehen immer nach dem gleichen Muster. Zum Beispiel: Zähne putzen, ins Bett legen, Musik hören oder lesen, mit einer Übung entspannen.
Mit der Zeit nimmt das Unterbewusstsein die Rituale an und signalisiert dem Körper, sobald abends Zähne geputzt werden, gleich wird geschlafen.

Nach(t)wort

Eingehüllt in die Geborgenheit des Schlafs
schlummern Sie sanft
und tanzen durch das Land der Träume.
Sie erobern fremde Welten,
staunen über die Kraft Ihrer Fantasie
und tanken dabei neue Energie.
Ausgeruht und frisch und munter
begrüßen Sie den Tag,
der Ihnen entgegenlacht,
nach einer wunderbar entspannten Nacht.

Literatur

Aeppli, Ernst, *Der Traum und seine Deutung*, Knaur MensSana, München 2000

Bruce-Mitford, Miranda (Hg.), *Zeichen & Symbole*, Dorling Kindersley Verlag, München 2008

Green, Celia; McCreery, Charles, *Träume bewusst steuern*, Fischer Taschenbuch Verlag, Frankfurt am Main 2001

Hay, L. Louise, *Gesundheit für Körper und Seele*, Wilhelm Heyne Verlag, München 1989

Jacobson, Edmund, *Entspannung als Therapie*, Pfeiffer bei Klett-Cotta, Stuttgart 1990

Jung, C. G., *Der Mensch und seine Symbole*, Walter-Verlag 1968

LaBerge, Stephen, *Hellwach im Traum*, Moderne Verlagsgesellschaft, München 1991

Marquardt, Hanne, *Praktisches Lehrbuch der Reflexzonentherapie am Fuß*, Hippokrates, Stuttgart 2001

ÖKO-Test Spezial Gesund und Fit, Sonderheft T1310, ÖKO-Test Verlag, 2013

Oswald, Susanne, *Autogenes Training*, Urania Verlag, Freiburg 2006

Oswald, Susanne, *Heilen mit der Kraft der Gedanken*, Trias Verlag, Stuttgart 2009

Oswald, Susanne, *Die heilende Kraft der Zahlen und Symbole*, Irisiana Verlag, München 2013

Scheffer, Mechthild, *Bach-Blütenbilder*, Irisiana Verlag, München 1997

Scheffer, Mechthild, *Praxis der Original Bach-Blütentherapie*, Irisiana Verlag, München 2000

Tholey, Paul; Utecht, Kaleb, *Schöpferisch Träumen*, Verlag
  Dietmar Klotz, Frankfurt am Main 2000
Verner-Bonds, Lilian, *Farben – Heilung und Harmonie*, Urania
  Verlag AG Müller, Neuhausen/Schweiz 2003
Wetzel, Christoph, *Das große Lexikon der Symbole*, Primus Verlag,
  Darmstadt 2008
Wolff, Inge, *Träume deuten*, Buch und Zeit Verlag, Köln 1991

Links im Internet

Die Webseite des Verlags: http://www.herbig.net

Die Webseite der Autorin: www.susanneoswald.de;
  www.facebook.com/AutorinSusanneOswald

Datenbank für Symbole – Traumdeutung: www.deutung.com

ÖKO-Test: www.oekotest.de

Stiftung Warentest: www.test.de

Danke

Schlafen zu können sollte eine Selbstverständlichkeit sein, in Wahrheit ist es aber ein Geschenk. Ganz oft ein Geschenk, das wir uns selbst machen können.

Ich bin sehr glücklich, Sie auf Ihrem Weg zu einem gesunden erholsamen Schlaf begleiten zu dürfen.

Vielen Dank an den Herbig Verlag, dass er diesem wichtigen Thema einen Platz gegeben und mich als Autorin dafür ausgewählt hat.

Ich danke meinen Freundinnen Emma, Alexandra und Andrea, die mich während des Schreibprozesses begleitet haben und mir immer mit Rat und Geduld zur Seite stehen.

Ein besonderes Dankeschön geht an Anja Serrer, die mir die wirklich wunderschöne Konzentrationsvariante mit der Körperbemalung geschenkt hat. Ich bin sicher, dass bald in vielen Schlafzimmern wunderbare Muster entstehen.

Auch den Experten danke ich ganz herzlich für die Antworten, die sicher vielen Lesern weiterhelfen werden.

Und ich danke Ihnen – meinen Lesern – für das Vertrauen, das Sie mir und diesem Buch entgegenbringen.

Heilen mit der Natur:
Ratgeber von Susanne Oswald

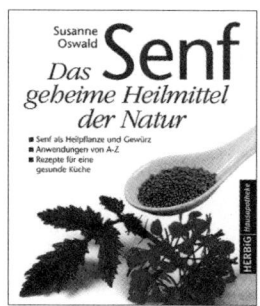

Senf stärkt Magen und Leber, wirkt schmerzlindernd und durchblutungsfördernd. Bei Beschwerden wie Verspannungen, Fieber, Bronchitis, Heuschnupfen oder Verdauungsproblemen lässt er sich sogar heilend einsetzen. Der Ratgeber verrät zudem, wie Senf in einer gesunden Küche raffinierte Geschmackserlebnisse bietet.

Senf. Das geheime Heilmittel der Natur
Mit zahlreichen Fotos · ISBN 978-3-7766-2623-0

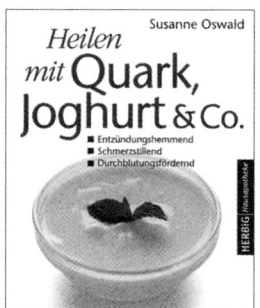

Heilkräftige Hausmittel: Sauermilchprodukte helfen u.a. bei Kopfschmerzen, Erkältungen, Darmproblemen, Depression, Pilzerkrankungen und Rheuma. Susanne Oswald erklärt die Anwendungsmöglichkeiten bei Krankheiten, bei der Schönheitspflege und in der Küche. Mit Extra: Milchprodukte selbst gemacht.

Heilen mit Quark, Joghurt & Co.
Mit zahlreichen Fotos · ISBN 978-3-7766-2689-6

HERBiG   www.herbig-verlag.de

Die Heilkräfte im Traumleben

Wir sind unseren Albträumen nicht hilflos ausgeliefert! Die Schlaf- und Traumforscherin Dr. Brigitte Holzinger fasst aus psychotherapeutischer Sicht, aber auch aus dem Blickwinkel der Hirnforschung zusammen, was wir heute über das Albträumen wissen. Aus ihrer Erfahrung heraus hat sie hilfreiche Strategien für den Umgang mit Albträumen entwickelt: Man kann sie bändigen, ändern und sogar ganz bewusst »genießen« lernen.

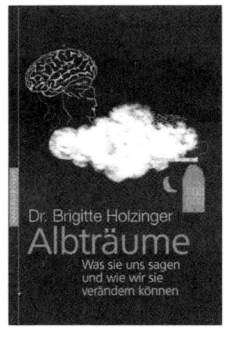

»Albträume haben einen Sinn.
Sie sind Botschaften von uns an uns
selbst, wollen heilen und helfen.«

Dr. Brigitte Holzinger
Albträume

240 Seiten, ISBN 978-3-485-01427-4

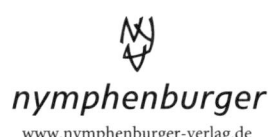

nymphenburger

www.nymphenburger-verlag.de